Stanislav Grof

Psychonautik

Stanislav Grof

Psychonautik

Praxis der Bewusstseinsforschung

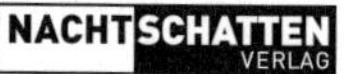

Impressum

Nachtschatten Verlag AG
Kronengasse 11
CH-4500 Solothurn
Tel: 0041 32 621 89 49
Fax: 0041 32 621 89 47
info@nachtschatten.ch
www.nachtschatten.ch

Aus dem Englischen übersetzt von Chris Heidrich und Nina Seiler

Lektorat und Redaktion: Markus Berger
Korrektorat: Jutta Berger
Umschlaggestaltung: Sven Sannwald
Layout: Elena-Maria Bloch

Dieser Band ist eine Vorabauskopplung aus dem Werk „Der Weg des Psychonauten", erscheint 2019 im Nachtschatten Verlag.

Druck: Druck & Verlag Steinmeier, Deiningen.
Printed in Germany

ISBN: 978-3-03788-558-1

Inhalt

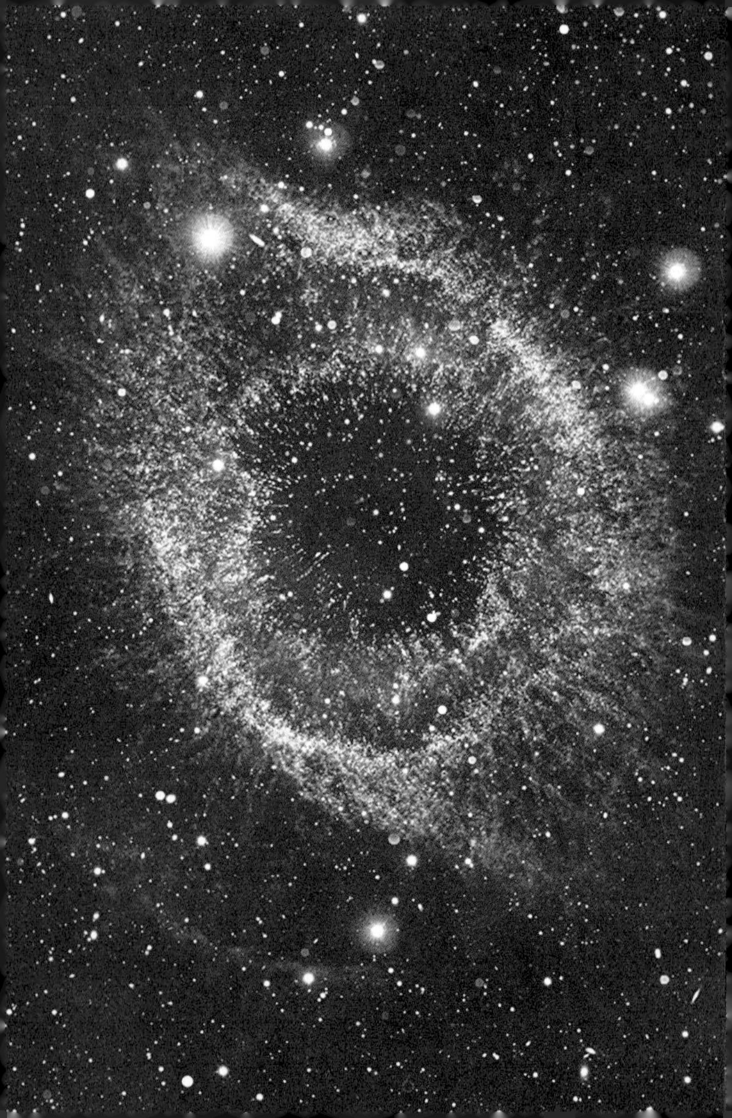

Die Geschichte der Psychonautik

Antike, indigene und moderne Technologien des Heiligen

Bevor wir beginnen, möchte ich einige Begriffe klarstellen, die ich in dieser Arbeit verwenden werde. Ich werde auf 60 Jahre meiner Beobachtungen und Erfahrungen in der Erforschung einer großen und wichtigen Untergruppe von nicht alltäglichen Bewusstseinszuständen zurückgreifen, die ein bemerkenswertes heilendes, transformatives, evolutionäres und heuristisches Potenzial haben. Die moderne Psychiatrie hat keinen spezifischen Namen für diese Zustände und betrachtet sie alle als pathologische Verzerrungen („veränderte Zustände").

Schon früh in meiner Berufslaufbahn erkannte ich das große positive Potenzial dieser Zustände. Ich beschloss, für sie den Begriff „holotrop" zu prägen, was bedeutet, dass sie sich auf die Ganzheit zubewegen (von griechisch holos = ganz und trepo/trepein = sich auf etwas zu bewegen oder von etwas angezogen werden). Das Wort Holotropie ist ein Neologismus, aber es ist mit dem weit verbreiteten Begriff Heliotropie verwandt – der Eigenschaft von Pflanzen, sich immer in Richtung Sonne zu bewegen.

Der von Mainstream-Klinikern und -Theoretikern häufig verwendete Begriff „veränderte Bewusstseinszustände" ist wegen seiner einseitigen Betonung der Verzerrung oder Beeinträchtigung des „richtigen Weges des Erlebens von sich selbst und der Welt nicht angemessen" (im umgangssprachlichen Englisch und im Veterinärjargon wird der Begriff „alter" verwendet, um die Kastration von Familienhunden und- katzen zu bezeichnen). Der etwas bessere Begriff „nicht alltägliche Bewusstseinszustände" ist zu weit gefasst und zu allgemein gehalten, da er ein breites Spektrum von Zuständen umfasst, die nicht die vorteilhaften Eigenschaften holotroper Zustände besitzen. Dazu gehören triviale Delirien, die durch Infektionskrankheiten, Alkoholmissbrauch oder Kreislauf- und Degenerationskrankheiten des Gehirns hervorgerufen werden. Diese Veränderungen des Bewusstseins sind mit Desorientierung, Beeinträchtigung der intellektuellen Funktionen und nachfolgender Amnesie verbunden; sie sind klinisch bedeutsam, aber ohne therapeutisches und heuristisches Potenzial.

Im Vergleich dazu haben die Zustände, die ich holotrop nenne, eine große theoretische und praktische Bedeutung. Das sind jene Zustände, die Schamanen-Adepten während ihrer Initiationskrisen erleben und später bei ihren Klienten zu therapeutischen Zwecken induzieren. Alte und indigene Kulturen haben diese Zustände bei Übergangsriten und für ihre Heilungszeremonien verwendet. Die Erfahrungen der Eingeweihten in den alten Mysterien von Tod und Wiedergeburt und jene, die von Mystikern aller Zeiten und vieler Länder beschrieben werden, sind weitere Beispiele holotroper Erfahrungen.

Methoden, die diese Zustände induzieren („Technologien des Heiligen"), wurden auch im Kontext der großen Weltreligionen – Hinduismus, Buddhismus, Jainismus, Taoismus, Islam, Judentum und Christentum – entwickelt und angewendet. Sie umfassen Meditation, Bewegungsmeditation, Atemübungen, Gebete, Fasten, Schlafentzug und sogar körperliche Schmerzen. Die wirkungsvollsten Mittel, um holotrope Erfahrungen zu erzeugen, sind psychedelische Pflanzen, reine aktive Alkaloide, die aus ihnen extrahiert werden, und synthetische Entheogene. Es gibt auch mächtige Formen der erlebnisorientierten Psychotherapie, wie Rebirthing, Holotropes Atmen und andere, die diese Zustände ohne den Gebrauch von psychedelischen Medikamenten induzieren können.

Der Begriff Holotropie deutet auf etwas hin, was für einen durchschnittlichen Westler überraschend sein könnte – dass wir in unserem alltäglichen Bewusstseinszustand nur einen kleinen Teil unseres Erfahrungspotenzials nutzen und uns des vollen Spektrums unseres Seins nicht bewusst sind. Holotrope Bewusstseinszustände haben das Potenzial, uns zu helfen – um die Formulierung des britisch-amerikanischen Philosophen und Schriftstellers Alan Watts zu verwenden –, das „Tabu zu durchbrechen, zu wissen, wer wir sind und zu erkennen, dass wir keine „in Haut eingekapselten Egos sind und dass wir letztlich mit dem kosmischen Schöpfungsprinzip selbst im Einklang stehen (WATTS 1973). Pierre Teilhard de Chardin, ein französischer Paläontologe, Jesuit und Philosoph, drückte es anders aus: „Wir sind keine Menschen, die spirituelle Erfahrungen machen, wir sind spirituelle Wesen, die die Erfahrungen des Menschseins machen (TEILHARD DE CHARDIN 1975).

Diese erstaunliche Idee ist nicht neu. In der alten indischen Chandogya-Upanishade lautet die Antwort auf die Frage: Wer bin ich? *„Tat tvam asi"*. Dieser prägnante Sanskrit-Satz bedeutet wörtlich: *Du bist das oder Du bist Gottheit.* Er deutet darauf hin, dass wir nicht *namarupa* sind – Name und Form (Körper/Ego), sondern dass unsere tiefste Identität ein göttlicher Funke kosmischer schöpferischer Energie ist, den wir in unserem innersten Wesen (Atman) tragen, das letztlich identisch ist mit dem höchsten universellen Prinzip, das das Universum erschafft (Brahman). Für die Hindus ist dies kein Glaube – eine unbegründete Überzeugung –, sondern etwas, das durch die Erfahrung bestätigt werden kann, wenn wir bestimmte konsequente spirituelle Praktiken und verschiedene Formen des Yoga befolgen.

Der Hinduismus ist nicht die einzige Religion, die diese Entdeckung gemacht hat. Die Offenbarung über die Identität des Einzelnen mit dem Göttlichen ist das höchste Geheimnis, das im mystischen Kern aller großen spirituellen Traditionen ruht. Der Name für dieses Prinzip könnte also Tao, Buddha, Shiva (im Kaschmir-Shivaismus), Kosmischer Christus, Pleroma, Allah und viele andere sein. Dies kann durch Zitate aus verschiedenen spirituellen Traditionen verdeutlicht werden.

Wir haben bereits gesehen, dass die Hindus an die essentielle Identität von Atman mit Brahman glauben und dass die Upanishaden unsere göttliche Natur durch ihr *Tat tvam asi* offenbaren. Swami Muktananda, der Leiter der Siddha Yoga Tradition, pflegte zu sagen: „Gott wohnt in dir als Du. In den buddhistischen Schriften können wir lesen: Schau nach innen, du bist der Buddha. Die Absicht während der buddhistischen Praxis ist nicht, etwas zu erreichen oder etwas anderes zu werden als das, was wir sind, sondern zu erkennen, wer wir bereits sind.

Im mystischen Christentum sagt Jesus zu seinen Jüngern: „Der Vater, du und ich sind eins" und „Das Himmelreich kommt nicht durch Erwartung; das Himmelreich ist hier und die Menschen sehen es nicht". Nach dem heiligen Gregorius Palamas: „Das Himmelreich, nein, der König des Himmels ist in uns". Der Kabbalist Avraham ben Shemu'el Abulafia verkündete: „Er und wir sind eins". In den konfuzianischen Texten lesen wir: „Himmel, Erde und Menschen sind gleich". Laut Mohammed: „Wer sich selbst kennt, kennt seinen Herrn". Und der persische Dichter Sufi Mansur Al-Hallaj, der seine eigene Göttlichkeit erkannt und den Mut hatte, sie öffentlich zu verkünden: „Ana'l Haqq – Ich bin Gott, die absolute Wahrheit", musste dafür einen hohen Preis zahlen – er wurde getötet und sein Körper wurde verbrannt.

Holotrope Erfahrungen haben das Potenzial, uns dabei zu helfen, unsere wahre Identität und unseren kosmischen Status zu entdecken; sie bieten auch tiefe Einblicke in die Natur der Realität, weit über das hinaus, was im alltäglichen Bewusstseinszustand verfügbar ist (GROF 1998). Manchmal geschieht dies in kleinen Schritten, manchmal in Form von großen Durchbrüchen. Psychonautik kann definiert werden als systematische Erforschung und Nutzung holotroper Bewusstseinszustände für Heilung, Selbsterforschung, spirituelle, philosophische und wissenschaftliche Suche, rituelle Aktivität und künstlerische Inspiration. Es ist eine Antwort auf ein tiefes Verlangen nach transzendentalen Erfahrungen, das Andrew Weil in seinem Buch *Drogen und höheres Bewusstsein,* als den tiefsten Antrieb in der menschlichen Psyche beschrieben hat, mächtiger als Sex (WEIL 2000).

Die Praxis, holotrope Bewusstseinszustände zu induzieren, lässt sich bis zum Beginn der Menschheitsgeschichte zurückverfolgen. Es ist das wichtigste Merkmal des Schamanismus, das älteste spirituelle System und die Heilkunst der Menschheit. Der Schamanismus ist sehr alt, wahrscheinlich mindestens dreißig- bis vierzigtausend Jahre; seine Wurzeln liegen weit zurück in der Altsteinzeit. Die Wände der berühmten Höhlen in Südfrankreich und Nordspanien, wie Lascaux, Font de Gaume, Les Trois Frères, Altamira und andere, sind mit wunderschönen Tierbildern geschmückt. Die meisten von ihnen repräsentieren Arten, die tatsächlich die steinzeitliche Landschaft durchstreiften – Bisons, Auerochsen, Wildpferde, Hirsche, Steinböcke, Mammuts, Wölfe, Nashörner und Rentiere. Andere sind aber auch Fabelwesen, die eindeutig magische und rituelle Bedeutung haben, wie das „Mythische Tier" aus der Höhle von Lascaux mit langen parallelen Hörnern („Doppeleinhorn"), die aus seiner Stirn ragen und an Masken der australischen Aborigines erinnern. Und in einigen dieser Höhlen befinden sich Gemälde und Schnitzereien von seltsamen Figuren, die menschliche und tierische Züge vereinen, die zweifellos urtümliche Schamanen darstellen.

Das bekannteste dieser Bilder ist der „Zauberer von Les Trois Frères", eine geheimnisvolle zusammengesetzte Figur, die verschiedene männliche Symbole kombiniert. Er hat das Geweih eines Hirsches, die Augen einer Eule, den Schwanz eines wilden Pferdes oder Wolfes, einen menschlichen Bart und die Pfoten eines Löwen. Eine weitere berühmte Schnitzerei eines Schamanen im selben Höhlenkomplex ist der „Beast Master", der über die ewigen Jagdgründe herrscht, in denen es von wunderschönen Tieren nur so wimmelt. Bekannt ist auch die Jagdszene an der Wand in Lascaux. Sie zeigt einen verwundeten, ausgeweideten Bison, der mit einem Speer und einer auf dem Boden liegenden Figur durchbohrt wurde. Ursprünglich wurde sie als Jagdunfall interpretiert, bis man feststellte, dass die Figur einen erigierten Penis hat, ein unwahrscheinliches Ereignis bei einer verwundeten oder sterbenden Person, aber ein sehr häufiges Zeichen schamanischer Trance.

In der Grotte La Gabillou befindet sich die Schnitzerei einer schamanischen Figur in dynamischer Bewegung, die von den Archäologen „The Dancer" genannt wird. Auf dem Lehmfußboden einer dieser Höhlen, Tuc d'Audoubert, fanden die Entdecker Fußabdrücke in kreisförmiger Anordnung um zwei Bison-Figuren aus Ton, die darauf hindeuten, dass ihre Bewohner Tänze aufführten, ähnlich denen, die noch heute von vielen indigenen Kulturen zur Erzeugung von Trancezuständen praktiziert werden. Die Ursprünge des Schamanismus gehen auf einen noch älteren Höhlenbären-Kult der Neandertaler zurück, wie die Tierschreine aus der Zwischeneiszeit in den Grotten des Schweizer Engadins und Süddeutschlands zeigen (CAMPBELL 1984).

Der Schamanismus ist nicht nur uralt, sondern auch universell; er findet sich in Nord-, Mittel- und Südamerika, in Europa, Afrika, Asien, Australien, Mikronesien und Polynesien. Die Tatsache, dass so viele verschiedene Kulturen in der gesamten Menschheitsgeschichte schamanische Techniken als nützlich und relevant empfunden haben, legt nahe, dass holotrope Zustände sich auf das beziehen, was die Anthropologen den „Urgeist" nennen, einen grundlegenden und ursprünglichen Aspekt der menschlichen Psyche, der Rasse, Geschlecht, Kultur und historische Zeit transzendiert. In Kulturen, die dem störenden Einfluss der westlichen Industriekultur entgangen sind, haben schamanische Techniken und Verfahren bis heute überlebt.

Die Laufbahn vieler Schamanen beginnt mit einer spontanen psychospirituellen Krise („schamanische Krankheit"). Es handelt sich um einen machtvollen visionären Zustand, in dem der zukünftige Schamane eine Reise in die Unterwelt, das

Totenreich, erlebt, wo er von bösen Geistern angegriffen, verschiedenen Prüfungen ausgesetzt, getötet und zerstückelt wird. Es folgt eine Erfahrung der Wiedergeburt und des Aufstiegs in die himmlischen Reiche. Der Schamanismus ist noch auf eine andere Weise mit holotropen Zuständen verbunden. Geschulte und erfahrene Schamanen sind in der Lage, nach Belieben und kontrolliert in einen Trancezustand zu gelangen. Sie verwenden ihn für die Diagnose und Heilung, wenn sich der Klient, der Heiler oder beide gleichzeitig in einem holotropen Zustand befinden. Die Schamanen spielen die Rolle des „Psychopomps" für holotrope Zustände anderer Mitglieder ihrer Stämme; sie bieten die notwendige Unterstützung und Anleitung für die Reise durch die komplexen Territorien des Jenseits.

Die Ureinwohner vieler verschiedener Länder und Zeitalter haben viel Mühe und Zeit darauf verwendet, „Technologien des Heiligen" zu entwickeln, Methoden, um holotrope Erfahrungen herbeizuführen – Kombinationen von Trommeln und anderen Formen der Perkussion, Musik, Gesang, rhythmischer Tanz, Veränderungen der Atmung und soziale und sensorische Isolation – Aufenthalt in einer Höhle, Wüste, in arktischem Eis oder im Hochgebirge. Die Eingeborenen wenden auch sehr oft extreme physiologische Interventionen an – Fasten, Schlafentzug, Dehydrierung, Beschneidung, Subinzision, Verwendung von hochwirksamen Abführmitteln und Purgativen bis hin zu massiven Aderlässen und starken Schmerzen.

Native Kulturen nutzen holotrope Zustände für vielfältige Zwecke: direkten erfahrungsmäßigen Kontakt mit den archetypischen Dimensionen der Realität – Gottheiten, mythologischen Reichen und numinosen Naturgewalten; Heilung von Individuen und Gruppen oder sogar eines ganzen Stammes, wie die Buschmänner in der afrikanischen Kalahari-Wüste zeigen; künstlerische Inspiration – Ideen für Rituale, Gemälde, Skulpturen und Lieder; Kultivierung von Intuition und außersinnlicher Wahrnehmung – Auffinden von verlorenen Personen und Gegenständen, Einholen von Informationen über Menschen an entlegenen Orten und Verfolgung der Bewegung des Wildes, das sie jagen.

Ein weiterer wichtiger Grund für die Erzeugung holotroper Zustände ist die Erweiterung des Bewusstseins der Teilnehmer an rituellen Ereignissen indigener Kulturen, die der niederländische Anthropologe Arnold van Gennep als Übergangsriten bezeichnete (VAN GENNEP 1960). Solche Zeremonien gab es in allen bekannten indigenen Kulturen und sie werden auch heute noch in vielen vorindustriellen Kulturkreisen praktiziert. Ihr Hauptzweck ist es, Individuen, Gruppen und sogar ganze Kulturen neu zu gestalten, zu transformieren und zu weihen. Übergangsriten werden zu Zeiten wichtiger biologischer oder sozialer Übergänge wie Geburt, Beschneidung, Pubertät, Heirat, Wechseljahre und Tod durchgeführt. Ähnliche Rituale sind auch mit der Initiation in den Kriegerstatus, der Aufnahme in Geheimgesellschaften, kalendarischen Festen der Erneuerung, Heilungszeremonien und Ortsveränderungen von Menschengruppen verbunden.

Die Initiationsriten enthalten kraftvolle bewusstseinserweiternde Prozeduren, die psychisch desorganisierende Erfahrungen induzieren und zu einer höheren Integrationsstufe führen. Diese Episode des psychospirituellen Todes und der Wiedergeburt wird dann so gedeutet, dass man in der alten Rolle stirbt und in die neue Rolle hineingeboren wird. Beispielsweise begeben sich die Initiierten in den Pubertätsriten als Jungen oder Mädchen in den Prozess und gehen als Erwachsene mit allen Rechten und Pflichten, die mit diesem Status einhergehen, daraus hervor. In all diesen Situationen verlässt das Individuum oder die soziale Gruppe eine Seinsweise und begibt sich in völlig neue Lebensumstände.

Die Person, die aus der Initiation zurückkehrt, ist nicht mit der Person identisch, die in den Initiationsprozess eingetreten ist. Nach einer tiefen psychospirituellen Transformation hat er oder sie eine persönliche Verbindung mit den numinosen Dimensionen der Existenz, sowie eine neue und stark erweiterte Weltanschauung, ein besseres Selbstverständnis und Selbstvertrauen und ein anderes Wertesystem. All dies ist das Ergebnis einer bewusst herbeigeführten Krise, die bis in den Kern des Initiierten reicht und manchmal furchterregend, chaotisch und desorganisierend ist. Der Initiierte kann sich für einige Zeit in einem verwirrenden Zustand befinden, den die Anthropologen als „Dazwischen" bezeichnen – nachdem er seine alte Identität verloren hat und die neue noch nicht erreicht hat. Die Initiationsriten sind somit ein weiteres Beispiel für eine Situation, in der eine Zeit des vorübergehenden Zerfalls und Aufruhrs zu mehr Gesundheit und Wohlbefinden führt. Der polnische Psychiater Kazimierz Dabrowski beobachtete diesen spontanen Prozess bei seinen Patienten und prägte dafür den Begriff „positiver Zerfall" (DABROWSKI 1964).

Die beiden bisher diskutierten Beispiele des „positiven Zerfalls" – die schamanische Initiationskrise und die Erfahrung des Übergangsritus – haben viele Gemeinsamkeiten, unterscheiden sich aber auch in einigen wichtigen Punkten. Die schamanische Krise dringt unerwartet und ohne Vorwarnung in die Psyche des zukünftigen Schamanen ein; sie ist spontan und autonom. Im Vergleich dazu sind die Initiationsriten ein Produkt der Kultur und folgen einem vorhersehbaren Zeitplan. Die Erfahrungen der Eingeweihten sind das Ergebnis spezifischer „Technologien des Heiligen", die von früheren Generationen entwickelt und perfektioniert wurden.

In Kulturen, die Schamanen verehren und auch Übergangsriten durchführen, wird die schamanische Krise als eine Form der Initiation betrachtet, die dem Initiationsritus weit überlegen ist. Sie gilt als Intervention höherer Macht und damit als Hinweis auf göttliche Wahl und besondere Berufung. Aus einer anderen Perspektive stellen Übergangsriten einen weiteren Schritt in der kulturellen Wertschätzung des positiven Nutzens holotroper Bewusstseinszustände dar. Schamanische Kulturen akzeptieren und schätzen sowohl holotrope Zustände, die spontan während Initiationskrisen auftreten, als auch die heilende Trance, die von anerkannten Schamanen erfahren oder hervorgerufen wird. Übergangsriten führen holotrope Zustände in großem Umfang in die Kultur ein, institutionalisieren sie und machen sie zu einem integralen Bestandteil des rituellen und spirituellen Lebens.

Holotrope Zustände spielten auch eine entscheidende Rolle in den alten Mysterien von Tod und Wiedergeburt, heiligen und geheimen Prozeduren, die in der ganzen Antike weit verbreitet waren. Diese Mysterien basierten auf mythologischen Erzählungen über Gottheiten, die Tod und Verklärung symbolisieren. Im antiken Sumer waren es Inanna und Dumuzi, in Ägypten Isis und Osiris, in Griechenland die Gottheiten Attis, Adonis, Dionysos und Persephone und in Italien der iranisch-römische Mithras. Ihre mesoamerikanischen Pendants sind der aztekische Quetzalcoatl, die Gefiederte Schlange, und die Maya-Helden-Zwillinge, die aus dem Popol Vuh bekannt sind. Diese Mysterien waren besonders im Mittelmeerraum und im Nahen Osten beliebt, wie dies die sumerischen und ägyptischen Tempeleinweihungen, die mithraischen Mysterien oder die griechischen Korybantischen Riten, die Bacchanalien und die Mysterien von Eleusis zeigen.

Der Schlüssel zu der kraftvollen Verwandlung, die die Eingeweihten im Laufe der eleusinischen Mysterien erfahren haben, war der heilige Trank Kykeon, der in der Lage war, Visionen des Jenseits hervorzurufen, die so machtvoll waren, dass sie die Art und Weise, wie die Teilnehmer die Welt und ihren Platz darin sahen, veränderten. Sie wurden von der Angst vor dem Tod befreit, indem sie erkannten, dass sie vorübergehend unsterbliche Seelen in sterblichen Körpern waren. Ein eindrucksvolles Zeugnis für die Kraft und Wirkung des Geschehens ist die Tatsache, dass die Mysterien, die im Eleusinischen Heiligtum in der Nähe von Athen stattfanden, regelmäßig und ununterbrochen alle fünf Jahre über einen Zeitraum von fast zweitausend Jahren stattfanden; sie wurden regelmäßig von ca. 1600 v. Chr. bis 392 n. Chr. beobachtet. Aber auch dann hörten sie nicht einfach auf, die Aufmerksamkeit der antiken Welt auf sich zu ziehen. Die zeremoniellen Aktivitäten in Eleusis wurden brutal unterbrochen, als der christliche Kaiser Theodosius die Teilnahme an den Mysterien und allen anderen heidnischen Kulten untersagte. Kurz darauf, im Jahre 395 n. Chr., zerstörten die einfallenden Goten das Heiligtum.

Im Telesterion, der riesigen Einweihungshalle in Eleusis, erlebten über dreitausend Adepten gleichzeitig kraftvolle Erfahrungen psychospiritueller Transformation. Die kulturelle Bedeutung dieser Geheimnisse für die Antike und ihre noch nicht anerkannte Rolle in der Geschichte der europäischen Zivilisation wird deutlich, wenn wir erkennen, dass unter den Eingeweihten in ihren verschiedenen Formen viele berühmte und illustre Persönlichkeiten der Antike waren. Die Liste dieser Eingeweihten umfasste die Philosophen Platon, Aristoteles und Epiktet, den Militärführer Alkibiades, die Dramatiker Euripides und Sophokles und den Dichter Pindaros. Ein weiterer berühmter Eingeweihter, Kaiser Marcus Aurelius, war fasziniert von den eschatologischen Hoffnungen, die diese Riten boten. Der römische Kaiser und Philosoph Marcus Tullius Cicero nahm an den Mysterien teil und schrieb einen exaltierten Bericht über ihre Auswirkungen und ihre Auswirkungen auf die antike Zivilisation.

> In *De Legibus (Über Gesetze)* schrieb Cicero:
> *„Denn unter den vielen ausgezeichneten und wahrhaft göttlichen Institutionen, die euer Athen hervorgebracht und zum menschlichen Leben beigetragen hat, ist meines Erachtens keine besser als diese Geheimnisse. Denn mit ihren Mitteln sind wir aus unserer barbarischen und grausamen Lebensweise herausgeführt und zu einem Zivilisationszustand erzogen und verfeinert worden; und so wie die Riten ‚Initiationen' genannt werden, so haben wir in Wahrheit von ihnen die Anfänge des Lebens gelernt und die Kraft gewonnen, nicht nur glücklich zu leben, sondern auch mit einer besseren Hoffnung zu sterben"* (CICERO 1977).

Ein weiteres Beispiel für den großen Respekt und Einfluss, den die alten Mysterienreligionen in der antiken Welt hatten, ist der Mithraismus. Er begann sich im ersten Jahrhundert n. Chr. im gesamten Römischen Reich zu verbreiten, erreichte seinen Höhepunkt im 3. Jahrhundert und unterlag Ende des 4. Jahrhunderts dem Christentum. Zur Blütezeit des Kultes fanden sich unterirdische mithraische Heiligtümer (*Mithraea*) von den Ufern des Schwarzen Meeres bis zu den Bergen Schottlands und zur Grenze der Sahara. Die mithraischen Mysterien repräsentierten die Schwesterreligion des Christentums und ihren wichtigsten Konkurrenten (ULANSEY 1989).

Die Besonderheiten der bewusstseinserweiternden Prozeduren, die Teil dieser geheimen Riten waren, sind zum größten Teil unbekannt geblieben, obwohl drei angesehene Wissenschaftler – der Mykologe Gordon Wasson, der Entdecker von LSD-25, Albert Hofmann, und der griechische Gelehrte Carl Ruck – eindrucksvolle Beweise dafür sammelten, dass der heilige Trank Kykeon, der in den Eleusinischen Mysterien verwendet wurde, eine Zubereitung war, die Mutterkornalkaloide ähnlich dem LSD enthielt. Sie beschrieben ihre akribische Forschung in dem Buch *Der Weg nach Eleusis* (WASSON, RUCK UND HOFMANN 1984). Es ist zudem höchst wahrscheinlich, dass psychedelische Substanzen auch bei den Bacchanalien und anderen Riten eine Rolle spielten. Die alten Griechen kannten die Destillation des Alkohols nicht und konnten durch die Gärung keine Getränke mit einer höheren Konzentration als 14 Prozent herstellen, was den Gärungsprozess stoppt. Aber den Berichten zufolge mussten die Weine, die in dionysischen Ritualen verwendet wurden, drei- bis zwanzigmal verdünnt werden, und nur drei Tassen „brachten einige Eingeweihte an den Rand des Wahnsinns".

Zusätzlich zu den oben genannten alten und traditionellen Technologien des Heiligen entwickelten viele große Religionen raffinierte psychospirituelle Verfahren, die speziell dafür entwickelt wurden, holotrope Erfahrungen zu induzieren. Dazu gehören zum Beispiel verschiedene Yoga-Systeme, Meditationen und Bewegungsmeditationen, die im Vipassana, Zen und tibetischen Buddhismus verwendet werden, sowie spirituelle Übungen der taoistischen Tradition und komplexe tantrische Rituale. Wir könnten auch verschiedene durchdachte Konzepte hinzufügen, die von den Sufis, den Mystikern des Islams, verwendet werden. Sie wandten in ihren heiligen Zeremonien oder Dhikrs regelmäßig Techniken an, wie z.B. intensives Atmen, hingebungsvolle Gesänge und tranceinduzierende Wirbeltänze.

Aus der jüdisch-christlichen Tradition können wir die Atemübungen der Essener und ihre Taufe mit Beinahe-Ertränken erwähnen. Wir können diese Liste auch um das Jesusgebet (Hesychasmus), die Übungen von Ignatius von Loyola, chassidische Tänze und kabbalistische Meditationen, die Buchstaben des hebräischen Alphabets, die Rezititation von Gottes Namen, Atemübungen und Musik ergänzen. Ansätze, die darauf abzielen, direkte spirituelle Erfahrungen zu erzeugen oder zu erleichtern, sind charakteristisch für die mystischen Zweige der großen Religionen, für ihre Mönchsorden und periphere Sekten wie die Pfingstler, die Snake Handlers oder die Holy Ghost People.

Die mächtigsten Mittel zur Herbeiführung holotroper Bewusstseinszustände sind psychedelische Pflanzen und Substanzen; die Geschichte ihres rituellen Gebrauchs lässt sich Jahrtausende zurückverfolgen. Im Rig Veda sind über hundert Stanzen der Pflanze und dem heiligen Trank Soma gewidmet. Das neunte Mandala des Rigveda (JAMISON UND BRERETON 2014), bekannt als Soma Mandala, besteht ausschließlich aus Hymnen, die an den Soma Pavamana („gereinigter Soma") gerichtet sind. Die Macht des Soma zeigt sich in Aussagen, die seine Wirkung beschreiben, wie „die Hälfte von uns ist auf Erden, die andere Hälfte im Himmel, wir haben Soma getrunken" oder „wir haben Soma getrunken und sind unsterblich geworden; wir haben das Licht erreicht, das die Götter entdeckt haben". Im zoroastrischen Zend Avesta wird das gleiche heilige Getränk als Haoma bezeichnet.

Die erste historische Erwähnung der Heilkraft von Cannabis findet sich in den Schriften des chinesischen Kaisers Shen Neng von China aus dem Jahr 2737 v. Chr.
Verschiedene Sorten von Hanf wurden geräuchert und unter verschiedenen Namen (Haschisch, Charas, Bhang, Ganja, Kif, Marihuana) in Indien, im Mittleren Osten, in Afrika und in der Karibik zur Erholung, zum Vergnügen und bei religiösen Zeremonien eingenommen. Sie stellen ein wichtiges Sakrament für so unterschiedliche Gruppen wie die Brahmanen, bestimmte Sufi-Orden, alte Skythen und die jamaikanischen Rastafaris dar.

Gemäß einiger kontroverser Theorien könnten Psychedelika eine wichtige Rolle in der jüdisch-christlichen Geschichte gespielt haben. Dan Merkur mutmaßte in seinem Buch *The Mystery of Manna*, dass Manna, das Sakrament der Bibel, eine psychedelische Substanz gewesen sein könnte (MERKUR

2000), und John Allegro, ein Gelehrter der Schriftrollen vom Toten Meer, konstatierte in seinem Buch *The Sacred Mushroom and the Cross*, dass das Christentum als schamanische Sekte begonnen und den Fliegenpilz (*Amanita muscaria*) als Sakrament benutzt haben könnte (ALLEGRO 1970). John Lash Lamb fand im Pariser Eadwine Psalter zahlreiche Darstellungen stilisierter Pilze (LASH LAMB 2008).

Mike Crowley belegte in seinem gut dokumentierten Buch *Secret Drugs of Buddhism: Psychedelic Sacraments and the Origins of the Vajrayana*, dass bewusstseinserweiternde Substanzen eine wichtige Rolle im tibetischen Buddhismus spielten. Ausgehend von heiligen Schriften, Ikonographie, Botanik und Pharmakologie sammelte Crowley beeindruckende Beweise dafür, dass psychedelische Substanzen von Soma bis Amrita die Entwicklung der indischen Religionen nachhaltig beeinflussten (CROWLEY 2010). Er schlug vor, dass Cintamani, der wunscherfüllende Edelstein, ein Pilz der Gattung *Psilocybe* gewesen sein könnte, und dass Bäume, die mit der Göttin Tara in Verbindung gebracht wurden, wie die Akazie, zur Herstellung von DMT-haltigen Getränken verwendet worden sein könnten, ähnlich wie Ayahuasca („Indohuasca").

Der Mykologe Gordon Wasson untersuchte akribisch die Mahlzeit, die laut *Mahaparinibbana Sutta* der Schlosser Cunda für Buddha zubereitete, bevor Buddha ins *Parinirvana* eintrat. Es gibt biblische Differenzen über die Bedeutung des Wortes *sukara maddava*, den Namen des Essens, das Buddha aß; die wörtliche Übersetzung dieses Wortes ist „Schweinestücke"(von *sukara* = Schwein und *maddava* = zart oder zart). Theravada-Buddhisten glauben, dass das, was der Buddha aß, Schweinefleisch war, während die Mahayana-Buddhisten glauben, dass dieser Name sich auf eine Art Trüffel oder eine andere Art von Pilz bezieht – etwas, das Schweine oder Wildschweine gerne essen. Wassons Forschungen brachten Unterstützung für die Mahayana-Version; er kam zu dem Schluss, dass sich der Begriff „Schweinestücke" sehr wahrscheinlich auf einen entheogenen Pilz bezog (WASSON 1982).

Die zeremonielle Verwendung verschiedenster psychedelischer Materialien hat auch in Mittelamerika eine lange Geschichte. Hochwirksame bewusstseinserweiternde Pflanzen waren in mehreren prähispanischen Kulturen bekannt – unter den Azteken, Mayas und Tolteken. Die bekanntesten von ihnen sind der mexikanische Kaktus Peyote (*Lophophora williamsii*), der heilige Pilz Teonanacatl (*Psilocybe mexicana*) und Ololiuqui, die Samen verschiedener Windengewächse (*Ipomoea violacea* und *Turbina corymbosa*). Diese Materialien wurden bis heute als Sakramente von den Huichol, Mazatec, Chichimeca, Cora und anderen mexikanischen Stämmen sowie von der Indianerkirche verwendet.

Die berühmte aztekische Skulptur von Xochipillli (Herr der Blumen), Gott der Blumen, des Mais, des Rausches, der Schönheit, des Gesangs und Tanzes, die am Fuße des Popocatepetl ausgegraben und im Nationalen

Archäologischen Museum in Mexiko-Stadt ausgestellt wurde, ist reich mit Schnitzereien von Blumenmotiven verziert. Der Harvard-Ethnobotaniker Richard E. Schultes identifizierte sie alle außer einem als Vertreter psychedelischer Pflanzen – *Psilocybe*-Pilze, wilder Tabak, Morgenruhm und andere. Er kam zu dem Schluss, dass die Haltung von Kopf und Körper und die Beugung der Zehen darauf hindeuten, dass die Skulptur die Gottheit in einer entheogenen ekstatischen Trance darstellt.

Kraftvolle bewusstseinserweiternde Verfahren spielten in der alten Maya-Kultur eine wichtige Rolle. Viele Reliefs auf Stelen, Skulpturen und Gemälden auf Grabkeramiken zeigen, dass die Mayas neben Peyote, Zauberpilzen und Wahrsagesalbei (*Salvia divinorum*) auch die Sekrete der Häute und Ohrspeicheldrüsen der Kröte *Bufo marinus* verwendeten. Eine spezifische bewusstseinsverändernde Technik der Maya war massiver Aderlass, verursacht durch das Durchstechen der Zungen, Ohrläppchen und Genitalien durch Lanzetten aus Stachelrochen, Feuerstein oder Obsidian (Schele und Miller 1986, Grof 1994).

Das berühmte südamerikanische Yajé oder Ayahuasca, das seit Jahrhunderten von verschiedenen Stämmen Amazoniens für Heilungs- und Initiationsrituale verwendet wird, ist ein Sud aus einer Dschungelliane (*Banisteriopsis caapi* als Lieferant von MAO-hemmenden Beta-Carbolinen) in Kombination mit anderen Pflanzenzusätzen (*Psychotria viridis* als DMT-Lieferant und andere). Ayahuasca ist in Brasilien legal und wird von einzelnen Ayahuasqueros verwendet oder in Gruppensitzungen der União do Vegetal, einer religiösen Vereinigung, die den Frieden fördern und sich für die spirituelle Entwicklung der Menschen einsetzen will, oder von Santo Daime, einer synkretistischen religiösen Bewegung mit ähnlicher Mission.

Die Ursprünge der Verwendung von Ayahuasca sind von einem tiefen Mysterium umhüllt. Bei diesem heiligen Trank handelt es sich um ein Dschungelgebräu, das eine Kombination von zwei verschiedenen Pflanzen erfordert, die chemisch und pharmakologisch absolut sinnvoll ist. *Psychotria* und einige andere Zusätze, die bei der Zubereitung von Ayahuasca verwendet werden, enthalten psychoaktive Tryptamine (hauptsächlich DMT, zuweilen auch 5-MeO-DMT), und die Liane *Banisteriopsis caapi* fügt Monoaminooxidase-(MAO)-Hemmer hinzu, welche die Monoamine an einem schnellem Abbau des DMT im Magen-Darm-Trakt hindern.

Man kann sich leicht vorstellen, wie ein hungriger Mensch in den Wäldern einen Pilz findet und beim Kosten dessen psychedelische Eigenschaften entdeckt. Es ist weniger wahrscheinlich, aber dennoch denkbar, dass jemand versucht, einen Peyote-Kaktus trotz seines unerträglichen Geschmacks zu essen. Jedoch scheint die Wahrscheinlichkeit astronomisch gering zu sein, zufällig unter vielen Tausenden von Amazonaspflanzen zwei Arten zu entdecken, die sich ideal ergänzen, um einen psychedelischen Trank daraus herzustellen. Darüber hinaus macht die Tatsache, dass die harte holzige Liane viele Stunden des Kochens benötigt, um das Alkaloid zu extrahieren, die zufällige Entdeckung dieses Verfahrens nahezu unmöglich. Die Einheimischen behaupten, dass die Pflanzen selbst ihnen gesagt hätten, wie sie verwendet werden sollten.

In den letzten Jahrzehnten haben das Volk der Santo Daime und die União do Vegetal den rituellen Gebrauch von Ayahuasca in der industriellen Zivilisation eingeführt, um dem Verlust von Spiritualität, der Entfremdung und der ökologischen Zerstörung unseres Planeten entgegenzuwirken. Auch das Amazonasgebiet und die Karibikinseln sind bekannt für eine Vielzahl von psychedelischen Snuffs. Aborigines in Afrika nehmen Präparate aus der Rinde des Iboga-Strauches (*Tabernanthe iboga*) ein und inhalieren sie. Sie verwenden sie in kleinen Mengen als Stimulanzien auf Löwenjagden und langen Kanutouren und in größeren Mengen bei Initiationsritualen für Männer und Frauen.

Im Vergleich zu den Jahrtausenden des menschlichen Gebrauchs von psychedelischen Pflanzen und Verbindungen als Sakramente und heilige Medikamente war die Periode des wissenschaftlichen Interesses an ihnen relativ kurz. Die Ära der wissenschaftlichen Erforschung von Psychedelika begann um die Wende vom 19. zum 20. Jahrhundert mit der Isolierung von Meskalin, dem aktiven Wirkstoff von Peyote, durch Arthur Heffter. Es folgten drei Jahrzehnte Experimente mit dieser Substanz, die in der Veröffentlichung des Buches *Der Meskalinrausch* von Kurt Beringer (Beringer 1927) gipfelten. Es ist erstaunlich, dass die Forscher in dieser Zeit des Experimentierens mit Meskalin dessen therapeutisches Potenzial und seine Fähigkeit, mystische Erfahrungen zu erzeugen, nicht entdeckt und beschrieben haben. Sie kamen zu dem Schluss, dass diese Substanz eine toxische Psychose auslöst, und befassten sich in erster Linie mit den bemerkenswerten Auswirkungen auf die Sinneswahrnehmung und die künstlerische Kreativität.

Das aktive Alkaloid aus *Tabernanthe iboga* wurde 1901 von Dybowski und Landrin isoliert und als Ibogain bezeichnet. 1930 bis 1960 wurde Ibogain in Frankreich in Form von Lambarène, einem Extrakt aus der Pflanze *Tabernanthe manii*, verkauft und als geistiges und körperliches Stimulans gefördert; 1966 wurde es vom Markt genommen. Aktive Alkaloide wurden auch aus *Peganum harmala* und *Banisteriopsis caapi* isoliert – Harmin und Harmalin (auch Banisterin, Yagein, Telepathin genannt). Die Wirkstoffe in den Sekreten von *Bufo alvarius* wurden als Tryptaminderivate Dimethyltryptamin (DMT) und 5-Methoxy-Dimethyltryptamin (5-MeO-DMT) identifiziert; die psychedelischen Eigenschaften von Bufotenin (5-Hydroxy-DMT) blieben ungewiss. Dieselben Tryptamine erwiesen sich auch als aktive Wirkstoffe der karibischen psychedelischen Snuffs.

Die goldene Ära der Psychonautik begann mit Albert Hofmanns Synthese des Mutterkornalkaloids LSD-25 und mit seiner Entdeckung von dessen psychedelischer Wirkung. Diese Entdeckung wird gewöhnlich als zufällig beschrieben, aber sie war eigentlich komplizierter, und Albert Hofmann selbst nannte sie lieber „glücklicher Zufall" (engl. *serendipitous*). Dieser Name bezieht sich auf das alte persische Märchen *Die drei Prinzen von Serendip* (Sri Lanka), eine Geschichte von drei Brüdern, die zusammen reisen und durch Zufälle und Scharfsinn Dinge entdecken, die sie nicht suchen. So können sie zum Beispiel aus subtilen Hinweisen in der Umgebung ableiten, dass ein Kamel, das mit nur einem Auge auf der Straße vor ihnen geht, lahm ist, dass ihm ein Zahn fehlt und dass es eine schwangere Frau und Honig auf der einen Seite und Butter auf der anderen Seite getragen hat.

Albert Hofmann synthetisierte LSD-25 erstmals 1938 als fünfundzwanzigste Substanz in einer Reihe von Derivaten der Lysergsäure, die ein essentieller Bestandteil der Mutterkornalkaloide ist. Der Name dieser Säure spiegelt die Tatsache wider, dass sie durch die Auflösung (griechisch: Lyse) von Mutterkorn entsteht. Die Ergot-Verbindungen werden in der Medizin eingesetzt, um weibliche Blutungen zu stoppen, Migränekopfschmerzen zu lindern und die Blutzirkulation im Gehirn geriatrischer Patienten zu verbessern. Das psychedelische LSD-25 ist also ein „Apfel, der weit vom Stamm fiel".

Gemäß dem üblichen Protokoll schickte Albert die Probe zur Prüfung an die pharmakologische Abteilung. Der Bericht, der aus dem Labor zurückkam, war sehr entmutigend. Er beschrieb LSD-25 als eine Substanz, die nicht besonders interessant sei und keine weitere Forschung verdient habe. In den folgenden Jahren setzte Albert die Synthese verschiedener anderer Derivate der Lysergsäure fort, aber irgendwie bekam er LSD-25 nicht aus dem Kopf. Ein durchdringendes Gefühl, dass die Forscher im Labor bei dieser Substanz etwas übersehen haben müssten, konnte er nicht loswerden.

Er überprüfte den Laborbericht und entdeckte, dass einige der Mäuse nach der Gabe von LSD-25 psychomotorische Unruhe zeigten. Er kam zu dem Schluss, dass es wegen seiner strukturellen Ähnlichkeit mit Nikethamid, einem Stimulans des Zentralnervensystems, interessant sein könnte, es als potenzielles Analeptikum zu testen. Im Jahre 1943 wurde dieses Gefühl schließlich so stark, dass er beschloss, eine weitere Probe von LSD zu synthetisieren und testen zu lassen. So ausgeklügelt diese neuen Tests auch gewesen wären, Tierversuche hätten nicht zeigen können, dass sie psychedelische Wirkungen haben. Und hier kam der bemerkenswerte Zufall zum Tragen.

Als Albert an dieser Synthese arbeitete, begann er sich seltsam zu fühlen; er fühlte starke Wellen von Emotionen, sah Farben, und seine Wahrnehmung der Umwelt war stark verändert. Zunächst befürchtete er, dass er eine psychotische Episode erlebe, als er aber zweieinhalb Stunden später in die Normalität zurückkehrte, kam er zu dem Schluss, dass er sich durch die Substanz, mit der er arbeitete, versehentlich selbst berauscht haben könnte. Drei Tage später entschied er sich, diese Ahnung durch einen Selbstversuch zu testen. Er bereitete seine Arbeit für den Tag vor und nahm eine abgemessene Dosis LSD-25. Da er sehr vorsichtig war – wie er sich selbst beschrieb – nahm er, was er für eine winzige Dosis hielt – 250 Mikrogramm (Millionstel Gramm oder Gamma), nur 25 Prozent der Dosis, die üblicherweise bei den anderen Mutterkornalkaloiden verwendet wurde.

Natürlich konnte er die enorme psychoaktive Wirkung der von ihm geschaffenen Substanz nicht kennen. Später, als wir LSD-25 therapeutisch einsetzten, galten 250 Mikrogramm als eine Dosis, die mehrere Stunden Vorbereitung, eine besondere Umgebung und vorzugsweise zwei Sitter erforderte, einen Mann und eine Frau, die die Versuchsperson während zwei bis sechs Stunden beaufsichtigten. Wir behielten diese Klienten über Nacht im Institut und sprachen mit ihnen am Morgen, bevor sie nach Hause gingen. Albert nahm diese Dosis beiläufig, in der Erwartung, dass er wie gewohnt arbeiten würde, und schloss seine Augen jede halbe Stunde, um herauszufinden, ob irgendetwas geschah.

Innerhalb von 45 Minuten begann die Substanz zu wirken, aber diesmal war sie ungleich stärker. Albert musste aufhören zu arbeiten und bat seine Assistentin, ihn nach Hause zu bringen. Es herrschte Krieg, die Benutzung von Autos war eingeschränkt; viele Leute in Basel bedienten sich des Fahrrads, um sich fortzubewegen. Alberts Beschreibung seiner Fahrt durch die Straßen von Basel ist mittlerweile legendär geworden; es schien ihm, als würde sie nie enden (Hofmann 2005). Als sie endlich nach Hause kamen, befand sich Albert in einem sehr schlechten Zustand; er verdächtigte seine Nachbarin, dass sie eine Hexe sei und ihn verhexen und töten würde. Er dachte, er müsse sterben und bat seine Assistentin, einen

Arzt zu rufen. Aber als der Arzt ankam, hatte sich die Situation bereits geändert. Albert hatte seine Geburt noch einmal durchlebt und fühlte sich wunderbar, wie ein Neugeborenes.

Er verfasste einen Bericht über dieses außergewöhnliche Experiment für seinen Chef, Dr. Walter Stoll. Dr. Stoll hatte einen Sohn namens Werner, der zufälligerweise Psychiater war und sich bereit erklärte, eine Pilotstudie mit dieser neuen faszinierenden Substanz durchzuführen. Er verabreichte LSD-25 an eine Gruppe normaler Versuchspersonen und eine Gruppe von Patienten mit psychiatrischen Diagnosen. Im Jahr 1947 veröffentlichte er eine Abhandlung über diese Studie mit dem Titel *LSD: Ein Phantasticum aus der Mutterkorngruppe* (Stoll 1947). Nach der Veröffentlichung dieser Studie wurde dieses neue halbsynthetische Ergot-Derivat sozusagen über Nacht zu einer Sensation in der Fachwelt.

Es ist nicht allgemein bekannt, dass es nicht die psychedelische Wirkung von LSD war, die diese Sensation auslöste. Anthropologen und Historiker wussten schon lange, dass viele antike und indigene Kulturen Pflanzen mit psychedelischen Effekten in ihrem rituellen und spirituellen Leben und zur Heilung verwendeten. Und zum Zeitpunkt von Alberts Entdeckung hatten Chemiker bereits die Wirkstoffe aus einigen dieser Pflanzen isoliert. Es war die unglaubliche Intensität der Effekte von LSD-25, die sensationell war; sie ist in winzigen Mengen wirksam – Millionstel Gramm, Mikrogramm oder Gammas. Zum Vergleich: Für eine gute Sitzung benötigen wir etwa 100 mg Meskalin; ungefähr die gleiche

Intensität der Erfahrung erreicht man mit 100 Mikrogramm LSD-25, etwa einem Tausendstel dieser Dosis.

Aus diesem Grund schien es denkbar, dass der menschliche Körper eine ähnliche Substanz produzieren könnte („Toxin X") und dass schwere psychische Erkrankungen, Psychosen, tatsächlich chemische Aberrationen wären, die mit einem geeigneten Gegenmittel behandelt werden könnten, einer Substanz, die ihre Wirkung neutralisieren würde. Dies wäre eine Reagenzglaslösung für Schizophrenie, den Heiligen Gral der Psychiatrie, gewesen. In den frühen Phasen der LSD-Forschung bezeichnete man Psychedelika als Halluzinogene, als psychotomimetische Substanzen und sogar als Delirogene und die von ihnen induzierten Zustände als „experimentelle Psychosen". Es bedurfte psychotherapeutisch orientierter Mediziner, um dieses Vorurteil zu überwinden.

Mit der Jagd nach Toxin X begann eine „goldene Ära der Psychopharmakologie". In relativ kurzer Zeit gelang es Biochemikern, Pharmakologen, Neurophysiologen, Psychiatern und Psychologen, gemeinsam die Grundlagen für eine neue wissenschaftliche Disziplin zu schaffen, die man als Pharmakologie des Bewusstseins bezeichnen kann. Die aktiven Wirkstoffe mehrerer verbliebener psychedelischer Pflanzen wurden chemisch identifiziert und in chemisch reiner Form aufbereitet.

Nach der Entdeckung der psychedelischen Effekte von LSD-25 identifizierte Albert Hofmann die Wirkprinzipien der mexikanischen Zauberpilze der Mazateken (*Psilocybe mexicana*), Psilocybin und Psilocin, sowie des psychoaktiven Hauptalkaloids von Ololiuqui oder Morning Glory Seeds (*Ipomoea violacea*), das sich als Monoethylamid der mit LSD nahe verwandten Lysergsäure LAE-32 entpuppte. Wie wir bereits früher gesehen haben, waren Meskalin, Ibogain und Harmin (Banisterin) bereits im 20. Jahrhundert isoliert und chemisch identifiziert worden.

Das Arsenal psychedelischer Substanzen wurde weiter durch psychoaktive Tryptaminderivate – DMT (Dimethyltryptamin), DET (Diethyltryptamin) und DPT (Dipropyltryptamin) – bereichert, die von einer Gruppe von Chemikern aus Budapest unter der Leitung von Stephen Szára und Zoltan Böszörményi synthetisiert und untersucht wurden. DMT und 5-Methoxy-DMT wurden als Wirkstoffe der psychedelischen Sekrete der Ohrspeicheldrüsen und -häute der Kröten *Bufo alvarius* und *Bufo marinus* und als wichtiger Bestandteil von Ayahuasca (Soga de los Muertos, Rebe der Toten) anerkannt. Dieser bemerkenswerte Trank hat seit Jahrhunderten den Ruf einer Wundermedizin in den indigenen Kulturen Lateinamerikas.

1964 leistete der israelische Chemiker Raphael Mechoulam einen weiteren wichtigen Beitrag zur psychonautischen Forschung, als er Tetrahydrocannabinol (THC), das psychoaktive Prinzip von Cannabis (Marihuana und Haschisch), isolierte, identifizierte und synthetisierte (Mechoulam 1970). Seine ersten Experimente führte Mechoulam Anfang der

1960er Jahre mit Haschisch durch, das er von einer örtlichen Polizeistation erworben hatte. Seine Forschungen enthüllten das außerordentliche psychoaktive und medizinische Potenzial dieses einzigartigen pflanzlichen Wirkstoffs. Mechoulam gelang es auch, das zweithäufigste Cannabinoid, Cannabidiol (CBD) zu isolieren, das sich als starkes Analgetikum erwies und andere therapeutische Wirkungen aufweist, aber keinen holotropen Bewusstseinszustand erzeugt.

Raphael Mechoulam hat seine Forschungen bis heute fortgesetzt und mit seinen Mitarbeitern eine Vielzahl von Cannabinoiden mit einem breiten Spektrum an nutzbaren therapeutischen Effekten isoliert und identifiziert. Er erkannte auch, dass es kein Zufall ist, dass Menschen Cannabis konsumieren. 1992 fand er heraus, dass der menschliche Körper auf natürliche Weise seine eigenen Cannabinoide produziert, die das Gefühl, den Schmerz, das Gedächtnis und vieles mehr regulieren. Für seine Forschungsarbeiten erhielt er zahlreiche nationale und internationale Auszeichnungen und den Beinamen „Großvater des Cannabis". Seine Arbeit gewinnt mit der fortschreitenden Entkriminalisierung von Marihuana immer mehr an Bedeutung.

In den 1960er Jahren stand den Forschern ein breites Spektrum an psychedelischen Alkaloiden in reiner Form zur Verfügung. Es war nun möglich, ihre Eigenschaften im Labor zu studieren und die Phänomenologie der durch sie induzierten Erfahrungen und ihr therapeutisches Potenzial zu erforschen. Die psychopharmakologische Revolution, die durch

Albert Hofmanns schicksalhafte Entdeckung von LSD und die Jagd nach Toxin X ausgelöst wurde, war in vollem Gange. 1954 formulierten Wooley und Shaw eine biochemische Theorie der Schizophrenie, die auf dem Antagonismus zwischen LSD-25 und Serotonin (5-Hydroxy-Tryptamin) basiert (Wooley und Shaw 1954, Grof 1959).

Abram Hoffer und Humphry Osmond schlugen vor, dass Schizophrenie durch einen abnormalen Adrenalinstoffwechsel verursacht werden könnte, der zu den psychedelischen Derivaten Adrenochrom und Adrenolutin führt (Hoffer und Osmond 1954, 1999). Die Wirkung von LSD auf den siamesischen Kampffisch *Betta splendens* führte zu der Hypothese, dass seine Wirkungen (und Schizophrenie) durch Störungen der Sauerstoffübertragung auf subzellulärer Ebene erklärt werden könnten (Abramson und Evans 1954, Abramson, Weiss und Baron 1958). Dies beruhte auf der Beobachtung, dass LSD-25 im Aquarium bei diesen Fischen mehrere typische abnormale Verhaltensweisen hervorrief, ähnlich denen, die durch Cyanidverbindungen verursacht werden.

Obwohl diese biochemischen Theorien über Schizophrenie schließlich widerlegt wurden, blieb LSD im Zentrum der Aufmerksamkeit der Forscher. Noch nie zuvor war eine einzige Substanz in einem so breiten Spektrum von Interessensgebieten so vielversprechend. Für Psychopharmakologen und Neurophysiologen bedeutete die Entdeckung von LSD den Beginn einer goldenen Ära der Forschung, die viele Fragestellungen zu Neurorezeptoren, synaptischen Transmittern, chemischen Antagonismen und den komplizierten biochemischen Wechselwirkungen, die den zerebralen Prozessen zugrunde liegen, lösen konnte.

Für Kunsthistoriker und Kunstkritiker boten die LSD-Experimente außergewöhnliche neue Einblicke in die Psychologie und Psychopathologie der Kunst, insbesondere in Gemälde und Skulpturen verschiedener indigener, so genannter „primitiver" Kulturen, psychiatrischer Patienten und Outsider Art (*l'art brut*) sowie in verschiedene moderne Bewegungen wie Abstraktionismus, Impressionismus, Kubismus, Surrealismus, phantastischer Realismus und Dadaismus. Für professionelle Maler, die an Studien zu LSD teilgenommen haben, bedeutete die psychedelische Sitzung oft eine radikale Veränderung ihres künstlerischen Ausdrucks. Ihre Fantasie wurde viel reicher, ihre Farben lebhafter und ihr Stil wesentlich freier. Sie konnten auch oft in die tiefsten Tiefen ihrer unbewussten Psyche vordringen und archetypische Inspirationsquellen erschließen. Gelegentlich gelang es Menschen, die noch nie zuvor gemalt hatten, außergewöhnliche Kunstwerke zu schaffen (Masters and Houston 1969, Grof 2015).

LSD-Experimente führten auch zu faszinierenden Beobachtungen, die für spirituelle Lehrer und Religionswissenschaftler von großem Interesse sind. Die mystischen Erfahrungen, die häufig in LSD-Sitzungen beobachtet wurden, boten ein radikal neues Verständnis für eine Vielzahl von Phänomenen aus dem spirituellen Bereich, darunter Schamanismus, Übergangsriten, uralte Mysterien von Tod und Wiedergeburt, östliche Religionen und Philosophien und mystische Traditionen der Welt. Die Tatsache, dass LSD und andere psychedelische Substanzen ein breites Spektrum spiritueller Erfahrungen auslösen können, wurde Gegenstand hitziger wissenschaftlicher Diskussionen.

Diese Debatten drehten sich um das faszinierende Problem der Beschaffenheit und des Wertes dieses „Augenblicks" oder „chemischen Mystizismus". Wie Walter Pahnke in seinem berühmten Karfreitagsexperiment demonstrierte, sind mystische Erfahrungen, die durch Psychedelika induziert werden, nicht von denjenigen zu unterscheiden, die in der mystischen Literatur beschrieben werden (PAHNKE 1963). Diese Erkenntnis, die kürzlich durch eine akribische Studie von Roland Griffiths und Bill Richards, Forscher an der Johns Hopkins University, bestätigt wurde, umfasst wichtige theoretische und rechtliche Implikationen (GRIFFITH, RICHARDS, MCCANN UND JESSE 2006).

LSD wurde zudem als außergewöhnliches, unkonventionelles Lehrmittel empfohlen, das es Psychiatern, Psychologen, Medizinern, Medizinstudenten und Krankenschwestern ermöglicht, einige Stunden in einer Welt zu verbringen, die der Welt ihrer Patienten ähnelt, und aufgrund dieser Erfahrung in der Lage zu sein, sie besser zu verstehen, effektiver mit ihnen zu kommunizieren und sie erfolgreicher zu behandeln. Tausende von psychiatrischen Fachkräften nutzten diese einmalige Gelegenheit. Diese Experimente brachten überraschende und erstaunliche Ergebnisse. Sie ermöglichten nicht nur tiefe Einblicke in die Innenwelt psychiatrischer Patienten, sondern revolutionierten auch das Verständnis der Dimensionen der menschlichen Psyche und der Natur des Bewusstseins.

Aufgrund ihrer Erfahrungen erkannten viele Fachleute, dass das derzeitige Modell der Psyche, das die Psyche auf die postnatale Biographie und das Freudsche Unbewusste beschränkt, oberflächlich und unzureichend ist. Mein eigener Versuch, eine Karte der Psyche zu erstellen, die das Erfahrungsspektrum psychedelischer Sitzungen adäquat abbildet, erforderte eine radikale Erweiterung des Modells der Psyche, das von der Mainstream-Psychiatrie verwendet wird, um zwei große Regionen hinzuzufügen. Die erste von ihnen, die perinatale Domäne, ist eng mit dem Gedächtnis der biologischen Geburt verbunden, und die zweite, die transpersonale Domäne, überschneidet sich gewissermaßen mit dem historischen und archetypischen kollektiven Unbewussten von C. C. Jung, erweitert und modifiziert es jedoch.

Frühe Experimente mit LSD und anderen Psychedelika zeigten auch, dass die Wurzeln emotionaler und psychosomatischer Störungen nicht auf traumatische Erinnerungen aus der Kindheit und Kindheit beschränkt sind, wie traditionelle Psychiater vermuten, sondern viel tiefer in die Psyche, in die perinatalen und transpersonalen Regionen hineinreichen. Berichte von psychedelischen Psychotherapeuten zeigten das einzigartige Potenzial von LSD als mächtiges Werkzeug, das den psychotherapeutischen Prozess vertiefen und beschleunigen kann. Mit LSD als Katalysator kann die Psychotherapie bei Patientengruppen eingesetzt werden, die bisher nur schwer erreichbar waren – Alkoholikern, Drogenabhängigen, rückfälligen Kriminellen und Sexualdelinquenten (GROF 1980).

Besonders wertvoll und vielversprechend waren die Ergebnisse unserer frühen Bemühungen, die LSD-Psychotherapie in der Arbeit mit Krebspatienten im Endstadium einzusetzen. Bei diesen Menschen linderte die Gabe von LSD oft schwere körperliche Schmerzen, manchmal sogar bei denen, die vorher nicht auf die Medikation mit Betäubungsmitteln reagiert hatten. In einigen Fällen beschränkte sich die schmerzstillende Wirkung von LSD nicht auf die Dauer der pharmakologischen Wirkung der Substanz, sondern dauerte mehrere Wochen. Bei einem großen Teil dieser Patienten war es zudem möglich, schwierige emotionale und psychosomatische Symptome wie Depressionen, allgemeine Verspannungen, Wut und Schlaflosigkeit zu lindern oder gar zu beseitigen.

Die bemerkenswerte und bewegende Wirkung von LSD bei sterbenden Krebspatienten war die Linderung oder gar das Verschwinden ihrer Todesangst. Dies geschah, obwohl sie wussten, dass sie innerhalb von Tagen oder Monaten sterben würden. Dadurch konnte ihre Lebensqualität in den verbleibenden Tagen deutlich gesteigert werden, und ihre Sterbeerfahrung wurde in positiver Weise verändert (GROF 2006). Nachdem die klinische Anwendung von

Psychedelika vierzig Jahre lang durch eine irrationale und ignorante Gesetzgebung blockiert wurde, werden diese Ergebnisse nun durch eine neue Generation von Forschern bestätigt.

Die interessanteste und wichtigste Entwicklung in den ersten Jahrzehnten der psychedelischen Forschung war der Wechsel von der reduktionistischen Laborperspektive zum Verständnis eines bedeutend größeren revolutionären und Paradigmen brechenden Potenzials von Psychedelika. Denjenigen, die das Privileg hatten, mit ihnen zu arbeiten, wurde klar, dass es sich dabei um einzigartige Werkzeuge für die Bewusstseinsforschung, die Erforschung der tiefsten Tiefen der menschlichen Psyche und um außergewöhnliche therapeutische Wirkstoffe handelt. Die weitreichenden philosophischen Implikationen dieser Forschung werden nun durch revolutionäre Erkenntnisse aus anderen Disziplinen wie Kosmologie, quantenrelativistische Physik, Systemtheorie und Biologie gestützt (Barrow und Tipler 1986, Sheldrake 1981, Laszlo 2003, 2007, 2016, Goswami 1995).

Meine eigene frühe Arbeit mit Psychedelika bestand in Laborforschung, die die Veränderungen psychologischer, biochemischer und elektrophysiologischer Analysen nach der Verabreichung von Psychedelika mit den Ergebnissen dieser Analysen bei psychotischen Patienten verglich (Vojtechovsky und Grof 1960). Das faszinierendste Ergebnis in dieser Forschungsphase war die außerordentliche interindividuelle und intraindividuelle Variabilität der Erfahrungen der Studienteilnehmer. Die gleiche Substanz, die in der gleichen Dosierung und im gleichen Set und Setting verabreicht wurde, führte zu grundlegend unterschiedlichen Erfahrungen bei jedem der Probanden. Einige Sitzungen bestanden hauptsächlich aus schönen abstrakten geometrischen Visionen, andere brachten das Wiedererleben von Kindheitserinnerungen und interessanten psychologischen Erkenntnissen. In manchen Sitzungen traten nur unangenehme körperliche Empfindungen auf, in anderen Erfahrungen des emotionalen und körperlichen Wohlbefindens oder gar ekstatische Verzückung. Einige Probanden zeigten Episoden paranoider Wahrnehmung der Umwelt oder eine Tendenz zu manischem Verhalten.

Die gleiche Variabilität konnte in einer Reihe von psychedelischen Sitzungen derselben Individuen beobachtet werden. Jede der aufeinanderfolgenden Sitzungen war anders, manchmal auf sehr signifikante Weise, sogar völlig gegensätzlich. Diese Unvorhersehbarkeit der Wirkungen ließ mich erkennen, dass wir keine gewöhnliche pharmakologische Forschung betrieben – wir arbeiteten nicht mit Substanzen, die eine vorhersagbare Wirkungen haben, sondern mit etwas viel Interessanterem: mit mächtigen Katalysatoren, die die Erforschung tiefer Bereiche der menschlichen Psyche ermöglichen. Infolgedessen verlor ich das Interesse an der Erforschung von Psychedelika im Labor und begann, ihr Potenzial als Werkzeuge zur Erforschung der Psyche und als Hilfsmittel zur Psychotherapie zu erforschen.

In meinem ersten Buch *Topographie des Unbewussten* stellte ich die These auf, dass die potenzielle Bedeutung von LSD für die Psychiatrie und Psychologie mit der Bedeutung des Mikroskops für Biologie und Medizin oder des Teleskops für die Astronomie gleichzusetzen sein könnte. Das Mikroskop enthüllte die Existenz der Mikrowelt und das Teleskop jene der Tiefe des Universums, Domänen, die vorher unbekannt waren. LSD ermöglicht es, tiefe Prozesse in der Psyche zu studieren, die normalerweise nicht beobachtbar sind (Grof 1975).

Für die Öffentlichkeit war der Wendepunkt in der Einstellung zu Psychedelika die Korrespondenz zwischen Aldous Huxley und Humphry Osmond, in der sie versuchten, einen geeigneten, nicht-klinischen Namen für die neue Substanzklasse zu finden; dieser Wettbewerb wurde durch einen Gedichtaustausch durchgeführt. Aldous Huxley schickte Humphry Osmond einen Reim mit seinem eigenen Vorschlag für einen neuen Namen: „Um diese triviale Welt erhaben zu machen, nimm ein halbes Gramm Phanerothymian". Humphry Osmond konterte mit: „Um die Hölle zu ergründen oder engelsgleich aufzusteigen, nimm einfach eine Prise Psychedelika".

Osmonds Begriff „psychedelisch", der Sieger in diesem Wettbewerb, ersetzte die Begriffe halluzinogen, psychotomimetisch, delirogen und experimentelle Psychose, die auf pathologische Zustände hindeuten, durch einen viel freundlicheren und viel passenderen Namen. Psychedelisch (aus dem griechischen *psyche* und *deloun* = sichtbar machen) bedeutet wörtlich „enthüllen" oder „die Psyche manifestieren". Die Verwendung dieses Wortes in der Gegenkultur der 1960er Jahre spielte damals eine entscheidende Rolle bei der Namensgebung. Heute sehen wir die Begriffe Halluzinogene und Psychotomimetika nur in den Artikeln von Forschern, die von konservativen und voreingenommenen Behörden als seriöse Wissenschaftler betrachtet werden wollen.

Durch die Verschiebung des Schwerpunkts von der reduktionistischen und pathologischen Orientierung hin zur Erforschung des Bewusstseins und der erweiterten Dimensionen der menschlichen Psyche konnten faszinierende Einblicke in viele verschiedene Bereiche gewonnen werden – die Struktur emotionaler und psychosomatischer Störungen, die menschliche Sexualität, das rituelle und spirituelle Leben alter und indigener Kulturen, die großen Weltreligionen, mystische Traditionen, Tod und Sterben, die Psychologie der Kunst und Künstler, die archetypische Astrologie und andere Themen.

Das Interesse am therapeutischen Potenzial von Psychedelika, das durch klinische Experimente mit LSD-25 und Psilocybin ausgelöst wurde, veranlasste einige Therapeuten, die weniger bekannten psychoaktiven Substanzen, die seit Beginn des 20. Jahrhunderts bekannt waren, genauer unter die Lupe zu nehmen, vor allem aber aus chemischer und pharmakologischer Sicht. Der chilenisch-amerikanische Psychiater Claudio Naranjo nutzte die vorteilhafte

Gesetzeslage in seinem Heimatland und realisierte eine bahnbrechende klinische Studie mit reinen Alkaloiden aus psychedelischen Pflanzen, Ibogain und Harmalin, sowie mit MDA und MMDA, zwei Amphetaminderivaten, die strukturell dem Meskalin ähnlich sind.

Claudio beschrieb diese Studie in seinem Buch *Die Reise zum Ich* (NARANJO 1987). Besondere Aufmerksamkeit widmete er dem spirituellen und psychotherapeutischen Potenzial dieser Substanzen. Um sie von den klassischen Psychedelika wie LSD, Meskalin und Psilocybin zu unterscheiden, prägte Naranjo für sie die Begriffe „Emotionsverstärker" und „Fantasieverstärker". In späteren Jahren bevorzugten die meisten Forscher den Namen „Entheogene" (wörtlich: Gott im Innern erzeugen).

Die psychedelische Forschung schien auf dem besten Wege zu sein, die anfänglichen Versprechungen und Erwartungen zu erfüllen, bis die unglückselige Harvard-Affäre mit Tim Leary, Richard Alpert und Ralph Metzner und die unbeaufsichtigten Massenselbstversuche der jungen Generation und der Gegenkultur Albert Hofmanns „Wunderkind" zu einem „Sorgenkind" machten (HOFMANN 2017). Zudem wurden die mit dieser Entwicklung verbundenen Probleme von Sensationsjournalisten überproportional aufgebauscht.

Die ignoranten administrativen und politischen Sanktionen gegen Psychedelika in den 1960er Jahren zielten nur auf gesetzestreue Wissenschaftler, scheiterten aber bekanntermaßen daran, den Straßengebrauch psychedelischer Substanzen zu stoppen. Die gesetzlichen Sanktionen gegen Psychedelika und die trügerische und verlogene Anti-Drogen-Propaganda haben die Motivation der rebellischen jungen Generation, mit ihnen zu experimentieren, sogar noch gesteigert. Sie förderten auch den Schwarzmarkt mit gefährlichen Produkten von unbekannter Qualität und Dosierung und schufen eine absurde Situation, in der ein durchschnittlicher Teenager mehr über Psychedelika, Bewusstsein und die menschliche Psyche wusste als Mainstream-Psychiater und Psychologen.

Robert Kennedy, dessen Frau mit LSD behandelt wurde und von der Erfahrung profitierte, brachte dieses Thema 1966 in einer Anhörung seines eigenen Unterausschusses für LSD zur Sprache. Er fragte die Beamten der Federal Drug and Food Administration (FDA) und des National Institute of Mental Health (NIMH), warum so viele LSD-Forschungsprojekte verworfen worden waren. Er verteidigte die LSD-Forschung und wies darauf hin, dass es bizarr sei, legitime wissenschaftliche Forschung mit psychedelischen Substanzen in einer Zeit zu stoppen, in der Millionen Amerikaner sie verwendeten. Diese Situation hätte es zwingend erforderlich gemacht, so viele verlässliche Informationen wie möglich über sie zu erhalten.

Die drakonische Gesetzgebung, die vier Jahrzehnte lang die seriöse legitime Erforschung von Psychedelika zum Erliegen brachte, basierte nicht auf wissenschaftlichen Erkenntnissen und ignorierte die bereits bekannten medizinischen Fakten.

So veröffentlichte der psychedelische Pionier Sidney Cohen 1960 in Los Angeles einen Artikel mit dem Titel *Lysergic acid diethylamide: Side Effects and Complications based on 25.000 administrations of LSD-25 and mescaline.* Er zeigte, dass Probleme im Zusammenhang mit Psychedelika, wie Flashbacks, verlängerte Reaktionen, psychotische Störungen und Selbstmordversuche, im verantwortungsvollen Umgang mit diesen Substanzen in Wirklichkeit äußerst gering ausgeprägt sind (Cohen 1960). Im Vergleich zu anderen Verfahren, die routinemäßig von etablierten Psychiatern eingesetzt werden, wie zum Beispiel Insulinkomas und Elektrokrampftherapie, wurde eine Mortalität von 1 Prozent als akzeptables medizinisches Risiko angesehen. Edgar Moniz weit verbreitete, mit dem Nobelpreis ausgezeichnete präfrontale Lobotomie, die irreversible Schäden an weiten Teilen des Gehirns verursacht und gelegentlich einen Großteil der Gehirnhälfte in eine hämorrhagische Zyste verwandelt, ist in dieser Hinsicht eine eigene Kategorie.

Diejenigen unter uns, die das Privileg hatten, persönliche Erfahrungen mit Psychedelika zu machen und diese für unsere Arbeit zu nutzen, waren sich der großen Verheißung bewusst, die sie nicht nur für die Psychiatrie, Psychologie und Psychotherapie, sondern auch für die moderne Gesellschaft im Allgemeinen bedeuteten. Wir waren zutiefst betrübt über die Massenhysterie, die nicht nur die breite Bevölkerung, sondern auch die klinischen und akademischen Kreise erfasste. Ein Aspekt dieser nationalen Hysterie verdient besondere Aufmerksamkeit, denn er zeigt die Verlogenheit der Anti-Drogen-Propaganda sowie die Rolle, die unredliche Sensationsjournalisten dabei spielen.

Ende der 1960er Jahre beobachteten Maimon Cohen und seine Kollegen, Forscher der State University of New York in Buffalo, NY, strukturelle Veränderungen in den Chromosomen von Kindern, deren Mütter während der Schwangerschaft LSD eingenommen hatten (COHEN et al. 1968). Strukturelle Veränderungen in Chromosomen wurden bereits früher in Experimenten mit häufig verwendeten Medikamenten wie Aspirin, Koffein und tetrazyklischen Antibiotika beobachtet. Dr. Cohen selbst war sehr vorsichtig bei der Interpretation dieser Ergebnisse und betonte, dass alle Kinder gesund und normal geboren wurden.

Ein verantwortungsloser Journalist veröffentlichte einen Artikel mit einem großen unscharfen Foto eines Babys und einer großen Überschrift: „Wenn Sie nur einmal LSD nehmen, können Sie ein missgebildetes Kind gebären. Die Absurdität dieser Behauptung liegt auf der Hand, da eine bestimmte Anzahl von Babys geboren wird, egal was die Mutter tut oder nicht tut. Darüber hinaus war die von Joe Jin Tjio, einem indonesisch-amerikanischen NIH-Zytogenetisten, entwickelte Methode, die in dieser Studie verwendet wurde, selbst fehlerhaft, wie wir in einer gemeinsamen Studie mit ihm herausfanden. In dieser Studie war Dr. Tjio nicht in der Lage, das Blut unserer Patienten, die hohe LSD-Dosen genommen hatten, vom Blut der Kontrollgruppe zu unterscheiden. Walter Houston Clark, der mehrere Monate lang als Freiwilliger in unserem Institut arbeitete, konnte das Blut von Timothy Leary entnehmen, nachdem Leary viele Hundert Dosen LSD genommen hatte, und eine Probe an Dr. Tjio schicken. Dr. Tjio konnte in Learys Blut jedoch nichts Ungewöhnliches entdecken.

Es wurden hier tragischerweise Werkzeuge mit außerordentlichem therapeutischem Potenzial kompromittiert und kriminalisiert, welche, wenn sie richtig verstanden und eingesetzt würden, die Macht hätten, den destruktiven und selbstzerstörerischen Tendenzen der industriellen Zivilisation entgegenzuwirken. Besonders herzzerreißend war die Reaktion von Albert Hofmann, dem Vater von LSD und anderen Psychedelika, als er zusah, wie sich sein erstaunliches „Wunderkind" in ein „Sorgenkind" verwandelte und seine Vision vom Neuen Eleusis rasch verblasste (HOFMANN 2017).

Einige der psychedelischen Forscher haben sich mit der Situation abgefunden und kehrten in die Routine der psychiatrischen Praxis zurück, die nun leblos und langweilig wirkte, nachdem sie die Begeisterung über die neuen therapeutischen Perspektiven erlebt hatten. Andere, die sich der Grenzen der verbalen Therapie bewusst sind, entschieden sich für erfahrungsorientierte Methoden, die keine Substanzen verwenden. Viele Therapeuten, die vom Wert der Psychedelika überzeugt waren, entschieden sich, ihren Klienten nicht die Vorteile vorzuenthalten, die die Substanzen ihnen boten, und ihre Arbeit im Untergrund fortzusetzen (STOLAROFF 1997, SCHRODER 2014) oder Gesetzeslücken zu finden, die es ihnen erlaubten, ihre Arbeit legal oder semilegal fortzusetzen. Dank dieser Entwicklung starb die Erfahrung in der Begleitung von psychedelischen Sitzungen nicht aus.

Trotz aller rechtlichen Schwierigkeiten wurden die vier Jahrzehnte, in denen die etablierte Forschung praktisch unmöglich gemacht wurde, zu einem äußerst wichtigen Kapitel in der Geschichte der Psychonautik. Die Anerkennung dafür gebührt Alexander Theodore „Sasha" Shulgin, einem brillanten kalifornischen Biochemiker, Psychopharmakologen und Autor. Sasha entwickelte eine neue Methode zur Synthese von 3,4-Methylendioxy-N-methylamphetamin (MDMA, XTC oder Ecstasy), einer Substanz, die Merck Anfang des 19. Jahrhunderts in Deutschland als Ausgangssubstanz für die Synthese anderer Arzneimittel entwickelte. 1976 stellte er die Substanz Leo Zeff, einem jungen Psychologen aus Oakland, Kalifornien, vor.

Leo führte die Substanz bei Hunderten von Psychologen und Laientherapeuten in der ganzen Nation ein (STOLAROFF 1997). In den späten 1970er Jahren wurde MDMA als psychotherapeutisches Hilfsmittel sehr populär, besonders wirkungsvoll in der Arbeit mit Paaren und bei Menschen mit posttraumatischem Stress. Wegen seiner Tendenz, Erfahrungen von Empathie, Sympathie, emotionaler Nähe, Offenheit und Einheit zu erzeugen, wird MDMA oft als Empathogen oder Entaktogen (von griechisch *en* = in und lateinisch *tactus* = touch) bezeichnet. Es hat den Ruf, viele gefährdete Beziehungen und Ehen gerettet zu haben.

Sasha Shulgin unternahm daraufhin eine phänomenale Tour de Force, bei der er eine Vielzahl psychoaktiver Substanzen synthetisierte. Ab 1960 stellte er mit seiner Frau Ann eine kleine Gruppe von Freunden zusammen, mit der er seine Kreationen regelmäßig testete. Sie entwickelten eine systematische Methode zur Klassifizierung der Wirkungen verschiedener Substanzen, die als Shulgin-Rating-Skala bekannt ist, mit einem Vokabular zur Beschreibung ihrer visuellen, auditiven und körperlichen Wirkungen. Sasha testete persönlich Hunderte von Drogen, hauptsächlich Analoga verschiedener Phenethylamine (eine Stoffklasse, die MDMA, Meskalin und die 2C-Familie umfasst) und verschiedener Tryptamine (eine Stoffklasse, die DMT, 5-Methoxy-DMT, Psilocybin und Psilocin umfasst). Es gibt eine große Anzahl von geringfügigen chemischen Variationen mit Wirkungsunterschieden, die alle akribisch in Shulgins Labornotizbüchern dokumentiert sind.

In den Jahren 1991 und 1997 veröffentlichten Sasha und seine Frau Ann die Erkenntnisse aus vielen Jahren ihrer herausragenden Forschung in zwei Bänden mit den esoterischen Namen PiHKAL und TiHKAL. Diese Bücher sind eine Fundgrube an Informationen für Psychonauten und haben sich seit ihrer Veröffentlichung zu Klassikern auf diesem Gebiet entwickelt. Die kryptischen Titel dieser Bände verbinden die technischen Informationen über ihren Inhalt mit einem Bekenntnis zur Leidenschaft der Shulgins für ihre außergewöhnliche Suche. PiHKAL steht für *Phenethylamines I have known and Loved* und TiHKAL ist ein Akronym für

Tryptamines I Have Known and Loved (SHULGIN UND SHULGIN 1991 und 1997). Aufgrund seiner bemerkenswerten Arbeit auf dem Gebiet der psychedelischen Forschung und des rationalen Wirkstoffdesigns psychedelischer Substanzen wird Sasha seither als „Godfather of Psychedelics" bezeichnet.

Sasha wurde und wird von Tausenden von Menschen bewundert und geliebt, die von seiner Arbeit profitierten und deren Leben durch die von ihm entwickelten Substanzen positiv verändert wurden. Diejenigen von uns, die die Gelegenheit hatten, sein Haus zu besuchen und sein Labor zu besichtigen, konnten nicht glauben, dass dies der Ort war, an dem er Dutzende von psychoaktiven Substanzen produzierte. Dieser Ort, wahrscheinlich nicht größer als 3,5 mal 3,5 Meter, sah eher wie eine Werkstatt eines mittelalterlichen Alchemisten aus als ein modernes Labor. Das Shulgin-Projekt löste in offiziellen Kreisen weniger Begeisterung aus. Richard Meyer, Sprecher der San Francisco Field Division der DEA, sagte: „Wir sind der Meinung, dass diese Bücher eigentlich Kochbücher darüber sind, wie man illegale Drogen herstellt. Agenten sagen mir, dass sie in allen geheimen Labors, die sie überfallen haben, Exemplare dieser Bücher gefunden haben."

Während der vierzig Jahre, als die irrationale Gesetzgebung alle legitime Forschung abtötete, wären einige faszinierende neue psychoaktive Substanzen nicht synthetisiert, entdeckt und erforscht worden, wenn es nicht engagierte Einzelpersonen wie die Shulgins und andere Forschergruppen gegeben hätte, die von der wissenschaftlichen, psychologischen und spirituellen Bedeutung von Psychedelika und Entheogenen überzeugt waren. Sie führten die inoffizielle Erforschung dieser Medikamente und Sakramente ohne offizielle Genehmigung fort und nutzten dabei Gesetzeslücken und die langsam fortschreitende Kriminalisierung neuer Substanzen.

Diese passionierten Forscher haben eine große Menge an unschätzbaren Informationen gesammelt, die in Zukunft als Grundlage für gut konzipierte und organisierte Forschungsprojekte dienen könnten. In den letzten dreißig Jahren hat Ralph Metzner, ein erfahrener Therapeut und Pionier der psychedelischen Forschung, mit einigen dieser Gruppen in den USA und in Europa Kontakt gehalten und Daten über ihre Erfahrungen mit entheogenen Tryptaminderivaten gesammelt. Diese Informationen stellte er in seinem bahnbrechenden Buch *Die Kröte und der Jaguar* (METZNER 2015) zur Verfügung. Das Hauptaugenmerk dieses Buches liegt auf einer Substanz, die besonders faszinierend und vielversprechend erscheint: 5-Methoxy-DMT, ein aktives Alkaloid südamerikanischer psychoaktiver Snuffs und der Sekrete der Ohrspeicheldrüsen der Kröte *Bufo alvarius*.

Das Buch liefert detaillierte Informationen über die Phänomenologie der Erfahrungen, therapeutische Effekte, Verabreichungsformen, die Dosis-Wirkungs-Beziehung, die Wirkung verschiedener Einstellungen, die Kombination entheogener Sitzungen mit verschiedenen Formen spiritueller Praxis und den Vergleich von 5-Methoxy-DMT mit seinen Cousinen DMT und Bufotenin. Besonders interessant scheint das Potenzial von 5-Methoxy-DMT als zukünftiges Therapeutikum zu sein, da es ausreichend leistungsfähig ist, um therapeutische und transformative Effekte innerhalb eines Zeitraums herbeizuführen, der keine unzumutbaren Anforderungen an den Terminkalender der Therapeuten stellt und die Kontrolle der Erfahrung erleichtert. Mit dieser Substanz kann eine signifikante Heilung und Transformation oft innerhalb einer Zeitspanne erreicht werden, die nicht viel länger als eine Psychoanalyse-Sitzung dauert.

Die Kröte und der Jaguar ist ein außergewöhnlicher Beitrag zur psychedelischen Literatur, der in Zukunft als Klassiker gelten wird. Die Informationen, die es liefert, sind überzeugend genug, um die klinische Forschung an 5-Methoxy-DMT zu inspirieren. Auf den ersten Blick fällt mir eine Studie ein, die die Wirkung dieser Substanz bei der Behandlung von Posttraumatischer Belastungsstörung (PTBS) bei Veteranen untersuchen würde und die aufgrund der immensen psychiatrischen, wirtschaftlichen und politischen Probleme, die mit dieser Diagnose verbunden sind, eine gute Chance haben könnte, zugelassen zu werden. Eine weitere wichtige Informationsquelle über die psychedelische Therapie auf der Grundlage illegaler klinischer Forschung ist das Buch *Therapie mit Substanz – Psycholytische Therapie im 21. Jahrhundert* von der Schweizer Psychiaterin Friederike Meckel Fischer (2016). Sie zahlte einen hohen Tribut für ihr Engagement für ihre Patienten; als bekannt wurde, wie sie arbeitete, musste sie sich mit langwierigen juristischen Verfahren auseinandersetzen und verlor beinahe ihre medizinische Zulassung.

Derzeit erleben wir eine bemerkenswerte weltweite Renaissance des Interesses an der wissenschaftlichen Erforschung psychedelischer Substanzen. Dies ist eine unerwartete und überraschende Veränderung nach vier Jahrzehnten, in denen offizielle, gesetzlich genehmigte klinische Arbeit praktisch unmöglich war. Die Anerkennung für diese bemerkenswerte Wendung der Ereignisse gebührt Rick Doblin und seinem enthusiastischen Team von der Multidisciplinary Association for Psychedelic Studies (MAPS) und ihrem unermüdlichen Bemühen, diese desolate Situation zu ändern. Gegenwärtig wird an mehreren amerikanischen Universitäten neue psychedelische Forschung betrieben, darunter Harvard, Johns Hopkins, University of California in Los Angeles (UCLA), State University of New York (SUNY), University of California in San Francisco (UCSF), University of Arizona in Tucson, AZ und andere.

Von besonderem Interesse sind die positiven Ergebnisse der bahnbrechenden Forschung zur MDMA-assistierten Psychotherapie mit Veteranen, die an der Posttraumatischen Belastungsstörung (PTBS) leiden, die von Michael und Annie Mithoefer in South Carolina geleitet wird (Mithoefer et al. 2014). Offiziellen Berichten zufolge begehen mehr amerikanische Soldaten, die im Irak und in Afghanistan stationiert sind, Selbstmord wegen PTBS, als vom Feind getötet werden. Und ihr suizidales und gewalttätiges Verhalten dauert an, nachdem sie nach Hause zurückgekehrt sind. Wegen der enormen Probleme, die mit dieser gefährlichen Erkrankung einhergehen, die traditionellen Therapieformen trotzt, könnte dieses Projekt das Tor für Psychedelika in die allgemeine Psychiatrie öffnen. In South Carolina, Colorado, Kanada und Israel werden derzeit klinische Phase-2-Studien mit MDMA-unterstützter Psychotherapie bei PTBS durchgeführt oder geplant. Neue Forschungsprojekte zu Cannabinoiden, Ibogain, Ketamin und anderen psychedelischen Substanzen wurden weltweit initiiert.

Kürzlich gab es eine unerwartete Rechtfertigung für die Arbeit der Therapeuten – die sich entschieden hatten, ihrem eigenen Urteil und Gewissen zu folgen, statt einer ignoranten und fehlgeleiteten Gesetzgebung – in Form eines offenen Briefes eines prominenten ehemaligen Regierungsmitglieds. Nach der Lektüre des Artikels *The Trip Treatment* des New Yorker Jorunalisten und Autoren Michael Pollan über den Einsatz von Psilocybin in der medizinischen Behandlung (Pollan 2015), schrieb Dr. Peter Bourne, der während der Präsidentschaft von Jimmy Carter im Weißen Haus Drogenzar war, einen bemerkenswerten Brief an den Herausgeber der Publikation. Darin drückte er sein Bedauern über die unglückliche Drogenpolitik der Carter-Regierung aus und entschuldigte sich bei den Forschern, die trotz einer falschen behördlichen Entscheidung weiterhin mit Psychedelika gearbeitet hatten. Dieser Brief liefert einen traurigen Kommentar dazu, wie die staatliche Finanzierung wissenschaftlicher

Forschung stark von politischen und kulturellen Werten beeinflusst wird, die nichts mit der Wissenschaft zu tun haben:

> *„Von wenigen Ausnahmen abgesehen, hat die Unterstützung des Bundes für die Forschung auf dem Gebiet der so genannten Missbrauchsdrogen nur ihre nachteiligen Auswirkungen berücksichtigt und die Voreingenommenheit von Politikern und Geldgebern verstärkt. Als ehemaliger Direktor des Büros des Weißen Hauses für Drogenmissbrauchspolitik empfinde ich jetzt ein Gefühl der Scham, weil ich es versäumt habe, die Nixon-Ford-Politik rückgängig zu machen, die die meisten Psychedelika auf die DEA-Liste Schedule 1 gesetzt und deren Anwendung verboten hat. Der Kongress hätte diese Änderung mit ziemlicher Sicherheit blockiert, aber wenn es uns gelungen wäre, das Verbot der wissenschaftlichen Forschung zu medizinischen Anwendungen aufzuheben, hätten die Ärzte jetzt wahrscheinlich ein weitaus besseres Verständnis der Gehirnfunktion, und das unnötige Leiden vieler unheilbar kranker Patienten hätte gemildert werden können. Wir sollten den mutigen Wissenschaftlern und Medizinern, die Pollan erwähnt, applaudieren, die sich klar und deutlich dafür einsetzen, die Grenzen der Wissenschaft zu erweitern."*

Dieser Brief könnte den couragierten Therapeuten, die sich von wissenschaftlichen Erkenntnissen und ihrer Überzeugung leiten ließen, dass Psychedelika äußerst nützliche therapeutische Werkzeuge sind, eine gewisse Genugtuung verschaffen. Er kann jedoch nicht den Schaden rückgängig machen, der dem wissenschaftlichen Fortschritt und Tausenden von Patienten zugefügt wurde, denen die positiven Auswirkungen einer psychedelischen Behandlung vorenthalten wurden.

Die Geschichte der Psychonautik wäre nicht vollständig, ohne ihre Schattenseite zu erwähnen. Nicht alle inneren Reisen erfolgten mit wohlwollenden Absichten, freiwillig oder im Wissen, dass es geschah. LSD, eine farblose, geschmacksneutrale und unglaublich potente Substanz, erregte weltweit die Aufmerksamkeit von Sicherheitsbehörden, Geheimdiensten und Militärs. Die CIA untersuchte das Potenzial von LSD, ausländische Politiker und Diplomaten zu kompromittieren und Gehirnwäschen durchzuführen. Unter anderem mit dem berüchtigten MK-ULTRA Programm. CIA-Agenten führten LSD in die urbane Unterwelt von San Francisco ein und beauftragten angestellte Prostituierte, es heimlich in die Getränke ihrer Kunden zu mischen. Sie beobachteten dann durch Einwegbildschirme, wie die Substanz das Verhalten der Kunden veränderte. Sie gaben auch heimlich LSD in die Getränke von Menschen an verschiedenen öffentlichen Orten und beobachteten, wie diese darauf reagierten. Die Rechtfertigung, die die CIA für das kriminelle Verhalten ihrer Agenten gab, war, dass man die Informationen benötigte, weil das kommunistische Russland, Nordkorea und China Psychedelika benutzten, um die gefangenen Amerikaner einer Gehirnwäsche zu unterziehen. Die Militärkreise verschiedener Länder haben sich für LSD als potenzielle Chemiewaffe interessiert. Eine der Nutzungen, die man ernsthaft in Betracht zog, bestand darin, die städtische Trinkwasserversorgung zu verseuchen und die dadurch entstandene Verwirrung zu nutzen, um in die betroffenen Städte einzudringen. In Experimenten mit ahnungslosen Truppen erhielten Soldaten, die heimlich mit LSD berauscht und mit Kameras an ihren Gewehren ausgestattet waren, spezifische Aufträge. Geschulte Beobachter bewerteten, wie genau sie beim Zielen mit ihren Waffen und bei anderen militärischen Operationen vorgegangen waren. Ein anderer Plan sah vor, LSD in Aerosolen zu verwenden und die gegnerischen Soldaten auf dem Schlachtfeld zu besprühen.

Während meiner Tätigkeit am Psychiatrischen Forschungsinstitut in Prag hatten wir die Gelegenheit zu erkennen, wie weit verbreitet das Interesse an der militärischen Nutzung von LSD war. Wir führten eine klinische Studie mit Niamid durch, einem trizyklischen Antidepressivum, das von Pfizer Pharmaceutical Company hergestellt wurde. Wir beobachteten, dass die Patienten aus dieser Studie drei Wochen lang keine Reaktion auf LSD zeigten, nachdem die Behandlung abgebrochen worden war. Wir hielten dies für eine interessante Beobachtung und veröffentlichten einen kleinen Artikel darüber in einer obskuren tschechischen Zeitschrift namens *Activitas nervosa superior* (Grof und Dytrych 1965). Innerhalb weniger Wochen erhielten wir zu unserer großen Überraschung mehr als hundert Anfragen für Nachdrucke aus verschiedenen Ländern der Welt, meist aus Einrichtungen, die mit dem Militär in Verbindung standen. Wir konnten uns ein Szenario vorstellen, in welchem diese Informationen als wertvoll angesehen werden könnten: Soldaten, die mit Niamid vorbehandelt wurden, könnten sicher in einem Gebiet operieren, das mit LSD kontaminiert ist.

Wir haben bisher nur die Psychonautik mit psychedelischen Medikamenten erforscht. Wir sollten auch die Reisen, die durch verschiedene Labortechniken zur Bewusstseinserweiterung vermittelt werden, in diese Liste aufnehmen. John C. Lilly, weltberühmter Erforscher der Delphinintelligenz und Experimentator mit psychedelischen Substanzen, entwickelte einen sensorischen Isolationstank (sensorische Deprivation), der holotrope Bewusstseinszustände durch die signifikante Reduktion sensorischer Reize induziert (LILLY 1988).

John Lillys Forschung war ursprünglich dazu gedacht, dem Militär wichtige Informationen zu liefern. Sie basierte auf der Beobachtung, dass Soldaten auf einsamen Außenposten tiefgreifende Bewusstseinsveränderungen erfahren können und Piloten auf Alleinflügen irrationales Verhalten entwickeln („Break-out-Phänomen" oder „Leeres-Cockpit-Syndrom"). Isolation war auch als eine der Techniken bekannt, die bei Verhören und zur Gehirnwäsche eingesetzt wurden. Die frühe Erforschung dieses Phänomens wurde inspiriert durch das Buch *Alone*, geschrieben von Admiral Richard Byrd, amerikanischer Marineoffizier und Polarforscher, der sechs Monate allein in einer Antarktisstation verbrachte, Wetterdaten sammelte und seinen Wunsch erfüllte, „Frieden und Ruhe lange genug zu schmecken, um zu wissen, wie gut sie wirklich sind". Doch schon bald wurde er von unerklärlichen psychischen und physischen Störungen heimgesucht (Byrd 2007).

Die extreme Form des sensorischen Deprivationstankes, den John Lilly am Maryland Psychiatric Research Center gebaut hat, entzieht der Versuchsperson den sensorischen Input durch Eintauchen in einen großen dunklen und schalldichten Tank (ca. 2 Meter hoch), der mit körperwarmem Wasser gefüllt ist. Durch das Tragen einer maßgeschneiderten wasserdichten Maske und die Atmung durch ein Plastikrohr kann man in diesem Tank viele Stunden lang wie ein Embryo schweben und einen tiefen holotropen Bewusstseinszustand erleben.

Die kleinere Version des Lilly-Behälters hat die Form eines großen, mit Kunststoff ausgekleideten Tanks, der eine Lösung aus Bittersalz (Magnesiumsulfat) enthält, die es ermöglicht, auf seiner Oberfläche zu schwimmen. Ein Thermostat hält die Temperatur in etwa so hoch wie die des menschlichen Körpers. John Lilly entwarf auch eine Luxusversion in Form einer fliegenden Untertasse für private Experimente namens White Whale. Sie ist unter den modernen Psychonauten sehr populär geworden.

Eine weitere bekannte Labormethode zur Veränderung des Bewusstseins ist das Biofeedback, das von Elmer und Alyce Green, Barbara Brown und anderen entwickelt wurde (Green and Green 1978, Brown 1974). Die Versuchsperson wird an eine EEG-Maschine angeschlossen und gebeten, sich zu entspannen und zu meditieren. Er oder sie wird durch elektronische Rückkopplungssignale in holotrope Bewusstseinszustände geführt, die durch die Dominanz gewisser spezifischer Hirnwellenfrequenzen (Alpha, Theta, Delta) gekennzeichnet sind. Die ursprünglichen Maschinen benutzten für die Rückkopplung akustische Signale mit unterschiedlichen Frequenzen.

Die Verwendung von akustischen Reizen ist keine sehr ansprechende Methode und kann sogar das Experiment stören. Barbara Brown machte die Biofeedback-Methode interessanter, indem sie eine Plexiglas-Lotusblüte mit eingebauten elektrischen Lampen in verschiedenen Farben für bestimmte Frequenzen verwendete. Diese Lotusblüte beginnt dann in der Dunkelheit in einer bestimmten Farbe zu leuchten, wenn das Motiv eine bestimmte Anzahl von Wellen der gewünschten Frequenz erzeugt. In einer Version für Kinder kann das Feedback gegeben werden, indem die Erzeugung einer bestimmten Frequenz der Gehirnwellen mit der Bewegung eines elektrischen Zuges verknüpft wird. Zu erwähnen sind hier auch die von William Dement untersuchten Techniken des Schlafentzugs und der Traumunterdrückung und die von Stephen La Berge entwickelten luziden Träume sowie verschiedene Geräte, die stroboskopisches Licht, Tontechnik, Körperschwingungen, kinästhetische Stimulationen und andere kombinieren (Dement 1960, La Berge 1985).

Es ist wichtig zu betonen, dass Episoden von holotropen Zuständen unterschiedlicher Dauer auch spontan auftreten können (psychospirituelle Krisen oder spirituelle Notfälle). Sie werden derzeit als Manifestation von psychischen Erkrankungen (Psychosen) angesehen. Richtig verstanden und richtig unterstützt und behandelt, können sie zu emotionaler und psychosomatischer Heilung, positiver Persönlichkeitstransformation und Bewusstseinsentwicklung führen.

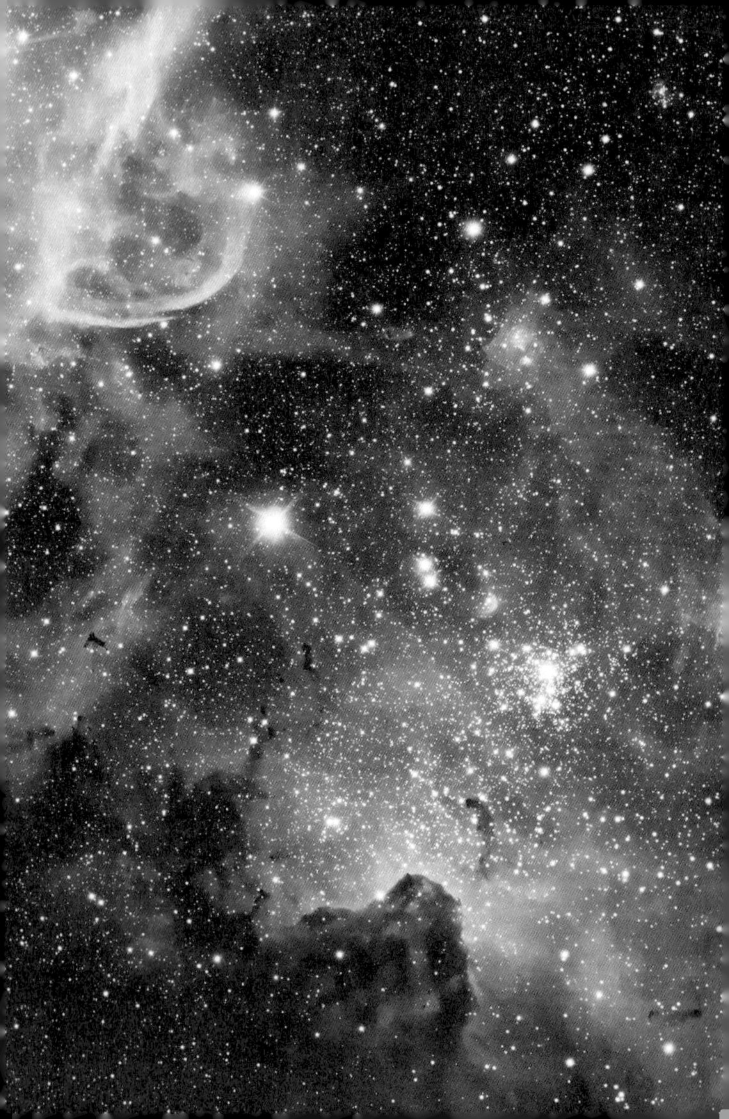

Das kosmische Spiel

Erforschung der äußersten Bereiche des menschlichen Bewusstseins

Die Erforschung holotroper Bewusstseinszustände hat viele interessante philosophische, metaphysische und spirituelle Einsichten hervorgebracht. Unabhängig von der anfänglichen Motivation der an der systematischen disziplinierten Selbsterforschung mit holotropen Zuständen beteiligten Person, neigen Sitzungsabfolgen früher oder später dazu, die Form einer tiefen philosophischen und spirituellen Suche anzunehmen. Bei zahlreichen Gelegenheiten habe ich beobachtet, dass Menschen mit einem zunächst therapeutischen, beruflichen oder künstlerischen Interesse an psychedelischen Sitzungen oder am Holotropen Atmen plötzlich anfingen, sich die grundlegendsten Fragen des Daseins zu stellen und zu beantworten, als ihr innerer Prozess die perinatale und transpersonale Ebene des Unbewussten erreichte.

Wie ist unser Universum entstanden? Ist die Welt, in der wir leben, ein bloßes Produkt mechanischer Vorgänge mit einer leblosen, trägen und rein reaktiven Materie?
Lässt sich die materielle Realität allein mit den Grundbausteinen und Naturgesetzen, die ihr Zusammenwirken bestimmen, erklären? Was ist der Ursprung von Ordnung, Form und Sinn im Universum? Ist es möglich, dass die Erschaffung eines Universums wie des unsrigen und seine Entwicklung ohne die Beteiligung einer überlegenen kosmischen Intelligenz hätte

geschehen können? Und wenn es ein übergeordnetes schöpferisches Prinzip gibt, in welchem Verhältnis stehen wir dazu? Wie können wir die Paradoxone der Natur des Universums, in dem wir leben, in unser Weltbild integrieren? Zum Beispiel die Endlichkeit von Zeit und Raum versus Ewigkeit und Unendlichkeit? Wie ist die Beziehung zwischen Leben und Materie und zwischen Bewusstsein und Gehirn beschaffen? Wie können wir die Existenz des Bösen und seine überwältigende Präsenz im universalen Schema der Dinge erklären? Ist unsere Existenz auf ein Leben beschränkt, das von der Empfängnis bis zum Tod reicht, oder überdauert unser Bewusstsein das biologische Ableben und erfährt eine lange Reihe aufeinanderfolgender Inkarnationen? Und was sind die praktischen Auswirkungen der Antworten auf die oben genannten Fragen für unseren Alltag? Wer sind wir, woher kommen wir und wohin gehen wir?

In den späten 1960er Jahren entschied ich mich, die Aufzeichnungen von über fünftausend psychedelischen Sitzungen meiner Patienten sowie der Klienten meiner Kollegen mit besonderem Fokus auf ihre metaphysischen Erfahrungen und Einsichten zu analysieren. Ich fasste meine Ergebnisse in einem Aufsatz mit dem Titel *„LSD and the Cosmic Game: Outline of Psychedelic Ontology and Cosmology* (Grof 1972) zusammen. Zu meiner Überraschung fand ich bei meinen Klienten und Probanden weitgehende Übereinstimmung über ihre Einsichten in grundlegende metaphysische Fragen. Die Vision der Realität, die aus dieser Studie hervorgegangen ist, stellt das Universum nicht als mechanische Newtonsche Supermaschine dar, sondern als eine unendlich komplexe virtuelle Realität, die von einer überlegenen kosmischen Intelligenz, absolutem Bewusstsein, Anima mundi oder dem Universalen Verstand erschaffen wurde bzw. wird und durchdrungen ist.

Die metaphysischen Einsichten aus psychedelischen Sitzungen und die Antworten auf die grundlegenden ontologischen und kosmologischen Fragen, die diese Arbeit lieferte, standen in einem scharfen Konflikt mit der materialistischen Weltanschauung und dem Newtonschen und kartesianschen Paradigma der westlichen Wissenschaft. Sie zeigten jedoch weitreichende Parallelen zu den großen mystischen Traditionen der Welt, für die Aldous Huxley den Begriff der *Philosophia perennis* („ewige Philosophie") verwendete (HUXLEY 1954). Sie waren auch überraschend kompatibel mit den revolutionären Fortschritten der modernen Wissenschaft, die man für gewöhnlich als das neue oder neu entstehende Paradigma bezeichnet (GROF 1998).

In den folgenden Jahren, als ich umfangreiche Erfahrungen mit Holotropem Atmen und mit spontan auftretenden Episoden holotroper Zustände („spirituelle Krisen") sammelte, wurde mir klar, dass die in meinem Aufsatz beschriebenen metaphysischen Einsichten nicht auf psychedelische Erfahrungen beschränkt waren, sondern für holotrope Zustände im Allgemeinen charakteristisch waren. In diesem Kapitel werde ich kurz die Grundzüge der faszinierenden Vision der Realität skizzieren, die sich spontan bei Menschen herausgebildet hat, die systematisch mit holotropen Bewusstseinszuständen gearbeitet haben. Eine ausführlichere Behandlung dieses Themas findet sich in meinem Buch *„Kosmos und Psyche: An den Grenzen menschlichen Bewußtseins"* (Grof 2007).

Ich habe wiederholt von meinen Patienten und Auszubildenden, die an der Selbsterforschung mit einer Abfolge psychedelischer Sitzungen oder mit holotropen Atemsitzungen beteiligt waren, gehört, dass sie diesen Prozess als eine fortwährende spirituelle Reise betrachteten. Diese Aussagen veranlassten mich dazu, spirituelle Erfahrungen in holotropen Bewusstseinszuständen zu erforschen und herauszufinden, ob eine von ihnen meinen Klienten und Auszubildenden das Gefühl gab, das Ziel ihrer spirituellen Reise erreicht zu haben, wenn sie gefunden und erreicht hatten, wonach sie suchten.

Erfahrung des immanenten Göttlichen und des beseelten Universums

Wenn wir in einem holotropen Bewusstseinszustand die Augen offen behalten, kann dies zur Erfahrung des immanenten Göttlichen führen, einer tief verwandelten Wahrnehmung der Alltagsrealität. Eine Person, die diese Form der spirituellen Erfahrung macht, sieht Menschen, Tiere und unbeseelte Objekte in der Umgebung als strahlende Manifestationen kosmischer schöpferischer Energie und erkennt, dass die Grenzen zwischen ihnen illusorisch und unwirklich sind. Dies ist eine direkte Erfahrung der Natur als Gott, Baruch Spinozas *deus sive natura*. Wir entdecken auch, dass der Welt der Trennung ein einheitliches, ungeteiltes Feld kosmischer schöpferischer Energie zugrunde liegt.

In Analogie zum Fernsehen könnte man diese Erfahrung mit einer Situation vergleichen, in der ein Schwarzweißbild plötzlich aus lebhaften, lebendigen Farben zu bestehen beginnt. In beiden Situationen bleiben viele der alten Elemente der Welt gleich – wir können noch Menschen, Tiere und Bäume erkennen –, aber die Art und Weise, wie wir sie wahrnehmen, wird durch die Addition einer neuen Dimension radikal neu definiert. Bezogen auf die Analogie des Fernsehbilds ist diese neue Dimension die Farbe, in der Erfahrung des immanent Göttlichen ist es ein Gefühl der Numinosität, ein Gefühl der Heiligkeit. Das Wort *numinos* ist ein Ausdruck, den C. G. Jung verwendet hat (und der vom deutschen Theologen und Religionswissenschaftler Rudolf Otto aus dem Lateinischen entlehnt wurde). Jung zog es vor, diesen neutralen Ausdruck einzusetzen, anstelle von Begriffen wie religiös, mystisch, spirituell, heilig oder magisch, die in vielen verschiedenen Zusammenhängen verwendet wurden und leicht missverstanden werden können.

Wie wir bereits gesehen haben, können wir in holotropen Zuständen auch authentische und überzeugende Erfahrungen der bewussten Identifikation mit Tieren, Pflanzen und sogar anorganischen Materialien machen. Nach den Erfahrungen des immanenten Göttlichen dehnt sich unsere Weltanschauung aus, und wir beginnen, die Überzeugungen animistischer Kulturen zu verstehen, die das gesamte Universum als bewusst und beseelt betrachten (Panpsychismus). Aus ihrer Sichtweise erscheinen nicht nur alle Tiere, sondern auch die Bäume, die Flüsse, die Berge, die Sonne, der Mond und die Sterne als bewusste Wesen. Mit dieser Erfahrung akzeptieren und nehmen wir jedoch nicht zwangsläufig die Weltanschauung einer dieser Kulturen in all ihren Aspekten an und vergessen und ignorieren alle Erkenntnisse der westlichen Wissenschaft völlig.

Wir müssen unserer Weltanschauung jedoch eine wichtige empirische Tatsache hinzufügen: Alles, was wir im hylotropen Bewusstseinszustand (Alltagsrealität, normales Wachbewusstsein) als Objekt erfahren, hat im holotropen Zustand ein subjektives empirisches Gegenstück. Menschen, die über die Erfahrung des innerlich vorhandenen Göttlichen verfügen und entdecken, dass sie sich selbst als andere Menschen, Tiere und verschiedene Aspekte des Universums erleben können, verstehen auch den Grundgedanken der großen östlichen spirituellen Philosophien – dass alles im Universum eine Manifestation des Kosmischen Bewusstseins bzw. des Universalen Schöpferischen Prinzips ist, das mit verschiedenen Namen bezeichnet wird – Brahman, Tao oder Buddha.

Was die Suche nach dem Ultimativen anbelangt, so haben Menschen, welche die oben beschriebenen Erfahrungen erlebt haben, das Gefühl, einen wichtigen Schritt auf dem spirituellen Weg gemacht zu haben, glauben jedoch nicht, dass sie ihr endgültiges Ziel erreicht haben. Sie verstehen, dass es noch mehr zu entdecken gibt.

Erfahrung des transzendenten Göttlichen und der Welt der Archetypen

Die Erfahrungen des transzendenten Göttlichen bringen Visionen von und Begegnungen mit Persönlichkeiten und Geschöpfen aus Mythologien verschiedener Kulturen der Welt, komplexen archetypischen Sequenzen und Besuchen von Aufenthaltsorten im Jenseits, die in diesen Traditionen beschrieben werden, ins Bewusstsein: Himmel, Paradiese, Höllen und andere fantastische mythische Landschaften. Bei dieser Art von spiritueller Erfahrung scheinen sich völlig neue Welten, die nicht Teil der alltäglichen Realität sind, von einer anderen Ebene oder Ordnung der Realität in unser Wahrnehmungsfeld zu „entfalten" oder zu „explizieren", um Begriffe von David Bohm zu gebrauchen (BOHM 1980). Wenn wir die oben beschriebene Analogie mit dem Fernsehen wieder aufgreifen, wäre die Entsprechung zum Beispiel die überraschende Entdeckung, dass es Kanäle gibt, die sich völlig von denen unterscheiden, die wir in unserem Alltag beobachten und erleben.

Bei dieser Art von Erfahrung stellen wir fest, dass unsere Psyche Zugang zu ganzen Pantheons mythologischer Gestalten wie auch zu den von ihnen bewohnten Reichen hat. Ein besonders überzeugender Beweis für die Echtheit dieser Erfahrungen ist die Tatsache, dass sie uns wie andere transpersonale Phänomene neue und genaue Informationen über die beteiligten Gestalten und Reiche liefern können. Art, Umfang und Qualität dieser Informationen gehen oft weit über unsere bisherigen intellektuellen Kenntnisse über diese Mythologien hinaus. Beobachtungen dieser Art führten C. G. Jung zu der Annahme, dass wir neben dem individuellen Unbewussten, wie es Sigmund Freud beschreibt, auch Zugriff auf ein kollektives Unbewusstes haben, das uns mit dem gesamten kulturellen Erbe der Menschheit verbindet. Laut Jung handelt es sich dabei um Manifestationen von Archetypen, primordialen Universalmustern, die intrinsische Bestandteile des kollektiven Unbewussten darstellen (JUNG 1959).

Die erste Begegnung mit den heiligen Dimensionen der Existenz findet für viele Menschen im Kontext des Prozesses von Tod und Wiedergeburt statt, wenn die Erinnerungen an verschiedene Geburtsstadien von Visionen analoger Szenen aus dem archetypischen Bereich des kollektiven Unbewussten begleitet werden. Die vollständige Verbindung mit dem geistigen Bereich wird jedoch hergestellt, wenn der Prozess auf die transpersonale Ebene der Psyche übergeht. Wenn das geschieht, werden verschiedene spirituelle Erfahrungen in ihrer reinen Form erlebbar, unabhängig von den fötalen Sequenzen. In manchen Fällen umgeht der holotrope Prozess die biographischen und perinatalen Ebenen vollständig und ermöglicht einen direkten Zugang zum transpersonalen Bereich.

Holotrope Bewusstseinszustände können tiefe Einblicke in die Weltanschauung alter und indigener Kulturen geben, die glauben, dass der Kosmos von verschiedenen glückseligen und zornigen Gottheiten bevölkert und regiert wird. Die Bilder solcher Erfahrungen stammen aus dem kollektiven

Unbewussten und können mythologische Figuren und Themen aus allen Kulturen der gesamten Menschheitsgeschichte enthalten, auch solche, von denen wir keine intellektuellen Kenntnisse haben. Falls wir die Weltanschauung der alten und indigenen Kulturen nur ungern bekräftigen und annehmen, könnten wir moderne Begriffe wie *numinos* statt heilig und *archetypische Figuren* anstelle von Gottheiten und Dämonen verwenden. Aber wir können diese Erfahrungen nicht länger als bloße Halluzinationen oder Fantasien abtun.

Tiefe persönliche Erfahrungen in diesem Bereich helfen uns zu erkennen, dass die Bilder des Kosmos in vorindustriellen Gesellschaften nicht auf Unwissenheit, Aberglauben, primitivem „magischem Denken" oder psychotischen Visionen beruhen, sondern auf authentischen Erfahrungen alternativer Wirklichkeiten. Um diese Phänomene von halluzinatorischen oder imaginären Erfahrungen ohne objektive Grundlage zu unterscheiden, bezeichnen die Jungianischen Psychologen diese transphenomenalen Wirklichkeiten als „imaginär".

Der französische Gelehrte, Philosoph und Mystiker Henri Corbin, der zuerst den Begriff *mundus imaginalis* verwendete, ließ sich für dieses Konzept von seinem Studium der islamischen mystischen Literatur inspirieren (Corbin 2000). Islamische Theologen bezeichnen die imaginäre Welt – wo alles, was in der sinnlichen Welt existiert, sein Analogon hat – als *alam a mithal* oder das „achte Klima", um sie von den „sieben Klimata", Regionen traditioneller islamischer Geographie, zu unterscheiden. Die Vorstellungswelt verfügt über räumliche und zeitliche Dimensionen, Formen und Farben, aber diese sind für unsere Sinne nicht als Eigenschaften physischer Objekte wahrnehmbar. Dennoch ist dieser Bereich in jeder Hinsicht so vollständig ontologisch real, wie die von unseren Sinnesorganen wahrgenommene materielle Welt, und deren Erfahrung kann übereinstimmend durch andere Menschen bestätigt werden.

Archetypische Erfahrungen haben einen eigenen dreidimensionalen Raum und entfalten sich in linearer Zeit; was sie jedoch im Vergleich zur materiellen Welt vermissen, ist der räumliche und zeitliche Zusammenhalt. Zum Beispiel können wir die Entfernung zwischen Prag und Baltimore einschätzen und bestimmen, in welcher Richtung Prag liegt. Das Gleiche können wir jedoch nicht mit Shivas Himmel und Walhalla, der Ruhestätte des Gottes Wotan für nordische Krieger, die in der Schlacht gefallen sind, tun. Wir können feststellen, wie viele Jahre zwischen dem amerikanischen Bürgerkrieg und der russischen bolschewistischen Revolution verstrichen sind. Wir können die Frage nach der Zeitspanne aber nicht beantworten, wenn es um den Kampf der Titanen gegen die olympischen Götter und Ragnarök oder die Götterdämmerung, die letzte Schlacht in der nordischen Mythologie, geht.

Archetypische Figuren lassen sich in zwei verschiedene Kategorien einteilen. Die erste umfasst Persönlichkeiten, die verschiedene spezifische universelle Rollen und Prinzipien verkörpern. Die berühmtesten von ihnen sind die Große Muttergöttin, die Schreckliche Muttergöttin, der Weise Alte

Mann, die Ewigen Jugendlichen (*Puer Eternus* und *Puella Eterna*), die Liebenden, der Tod und der Trickster. Jung entdeckte auch, dass Männer in ihrem Unbewussten eine verallgemeinerte Darstellung des weiblichen Prinzips, das er Anima nannte, beherbergen. Ihr Gegenstück, die verallgemeinerte Darstellung des männlichen Prinzips im Unbewussten der Frauen, heißt Animus. Die unbewusste Darstellung des dunklen, zerstörerischen Aspekts der menschlichen Persönlichkeit trägt in der Jungschen Psychologie den Namen Schatten.

Die archetypischen Figuren der zweiten Kategorie stellen Gottheiten und Dämonen dar, die sich auf bestimmte Kulturen, geographische Gebiete und historische Epochen beziehen. Statt eines verallgemeinerten Universalbildes der Großen Muttergöttin können wir zum Beispiel eine ihrer spezifischen kulturgebundenen Formen erleben, wie die christliche Jungfrau Maria, die sumerische Inanna, die ägyptische Isis, die griechische Hera, die Hindu Lakshmi, Parvati und viele andere. Ähnliche spezifische Beispiele fur die schreckliche Muttergöttin sind die indische Kali, die präkolumbianische Coatlicue, die griechische Medusa und die Hekate, die balinesische Rangda und die hawaiianische Pele. Es ist wichtig zu betonen, dass sich diese Bilder nicht auf unser eigenes rassisches und kulturelles Erbe beschränken müssen. Sie können der Mythologie jeder Kultur der Menschheitsgeschichte entnommen werden.

Für unsere Diskussion ist es wichtig, die universelle Spiritualität, die spontan in holotropen Bewusstseinszuständen auftritt, von Religion zu unterscheiden. Spiritualität beinhaltet eine besondere Art der Beziehung zwischen dem Individuum und dem Kosmos und ist im Wesentlichen eine persönliche und private Angelegenheit. Im Vergleich dazu beinhaltet organisierte Religion institutionalisierte Gruppenaktivitäten, die an einem bestimmten Ort, in einem Heiligtum, einem Tempel oder einer Kirche stattfinden und weist ein System von ernannten Funktionsträgern mit oder ohne persönliche Erfahrungen mit spirituellen Realitäten auf. Sobald eine Religion organisiert wird, verliert sie oft völlig die Verbindung zu ihrer spirituellen Quelle und wird zu einer säkularen Institution, die menschliche spirituelle Bedürfnisse ausnutzt, ohne sie zu befriedigen.

Organisierte Religionen neigen dazu, hierarchische Systeme, die sich auf das Streben nach Macht, Kontrolle, Politik, Geld, Besitz und anderen weltlichen Belangen konzentrieren, zu schaffen. Unter diesen Umständen lehnt die religiöse Hierarchie in der Regel direkte spirituelle Erfahrungen ihrer Mitglieder ab und nimmt ihnen den Mut dazu, da diese Erfahrungen die Unabhängigkeit fördern und nicht wirksam kontrolliert werden können. Wenn dies der Fall ist, geht echtes geistliches Leben nur in den mystischen Zweigen, den Mönchsorden und den ekstatischen Sekten der beteiligten Religionen weiter.

Die Begegnungen mit diesen archetypischen Gestalten können emotional überwältigend sein und bringen oft neue und detaillierte Informationen, die unabhängig vom rassischen, kulturellen und erzieherischen Hintergrund der erfahrenden Personen und den intellektuellen Vorkenntnissen der jeweiligen Mythologien sind. Die Erfahrungen glückseliger und furchterregender Gottheiten werden von extrem intensiven Emotionen begleitet, die von ekstatischer Verzückung bis hin zu lähmendem metaphysischem Terror reichen. Menschen, die diese Begegnungen erleben, betrachten diese archetypischen Figuren in der Regel mit großer Ehrfurcht und Respekt, als Wesen, die zu einer höheren Ordnung gehören, mit außerordentlichen Energien und Kräften ausgestattet sind und die Fähigkeit besitzen, die Ereignisse in unserer materiellen Welt zu gestalten. Diese Subjekte teilen somit die Haltung vieler vorindustrieller Kulturen, die an die Existenz von Gottheiten und Dämonen glaubten.

Menschen, die solche Erfahrungen machen, verwechseln die archetypischen Figuren jedoch in der Regel nicht mit dem obersten Prinzip im Universum und behaupten auch nicht, dass sie das ultimative Verständnis der Existenz gewonnen haben. Sie erleben diese Gottheiten üblicherweise als Schöpfungen einer überlegenen Macht, die sie transzendiert. Diese Einsicht spiegelt Joseph Campbells Idee wider, dass „eine nützliche Gottheit für das Transzendente transparent sein sollte". Sie sollten auf das Absolute verweisen und als Brücken zu ihm fungieren, aber nicht mit ihm verwechselt werden. Wenn wir an systematischer Selbsterforschung oder spiritueller Praxis beteiligt sind, ist es wichtig, die Falle zu vermeiden, eine bestimmte Gottheit undurchsichtig zu machen und sie als die höchste kosmische Kraft und nicht als Fenster zum Absoluten zu betrachten.

Campbell warnte davor, dass die Verwechslung eines bestimmten archetypischen Bildes mit dem Ursprung der Schöpfung oder seiner einzig wahren Repräsentation zu Götzendienst führt, einem polarisierenden und gefährlichen Fehler, der in der Religionsgeschichte weit verbreitet ist. Dies vereint Menschen, die den gleichen Glauben teilen und zu einer bestimmten Art und Weise der Anbetung bereit sind, stellt sie aber einer Gruppe, die eine andere Darstellung des Göttlichen gewählt hat, gegenüber. Sie könnten dann versuchen, andere zu bekehren oder zu erobern und zu eliminieren. Im Gegensatz dazu ist eine echte Religion universell, ganzheitlich und allumfassend. Sie muss spezifische kulturgebundene, archetypische Bilder transzendieren und sich auf die ultimative Quelle aller Formen konzentrieren. Die wichtigste Frage in der Welt der Religion ist also die Natur des höchsten Prinzips im Universum.

Erfahrung des höchsten kosmischen Prinzips

Personen, die sich mit der systematischen Selbsterforschung unter Verwendung holotroper Bewusstseinszustände beschäftigen, beschreiben diesen Prozess immer wieder als philosophische und spirituelle Suche. Das inspirierte

mich dazu, die Aufzeichnungen von psychedelischen und holotropen Atemsitzungen sowie Berichte von Menschen, die sich in einer spirituellen Krise befanden, nach Erfahrungen zu durchsuchen, die das Gefühl vermitteln sollten, dass diese Suche ihr Ziel, ihr endgültiges Ziel, erreicht hat. Ich habe herausgefunden, dass Menschen, die die Erfahrung des Absoluten gemacht haben und die ihre spirituelle Sehnsucht vollkommen befriedigt haben, normalerweise keine spezifischen gegenständlichen Bilder sahen. Als sie das Gefühl hatten, das Ziel ihrer mystischen und philosophischen Suche erreicht zu haben, waren ihre Beschreibungen des höchsten Prinzips äußerst abstrakt und auffallend ähnlich.
Diejenigen, die über eine solche ultimative Offenbarung berichteten, zeigten eine recht bemerkenswerte Übereinstimmung bei der Beschreibung der empirischen Merkmale dieses Zustandes. Sie berichteten, dass die Erfahrung des Höchsten die Transzendenz aller Begrenzungen des analytischen Verstandes, aller rationalen Kategorien und aller Zwänge der gewöhnlichen Logik beinhaltete. Diese Erfahrung war nicht an die üblichen Begrenzungen des dreidimensionalen Raums und der linearen Zeit gebunden, wie wir sie aus dem Alltag kennen. Sie enthielt auch alle denkbaren Polaritäten in einer untrennbaren Mischung und transzendierte damit Dualitäten jeglicher Art.

Meine Klienten und Auszubildenden verglichen das Absolute immer wieder mit einer strahlenden Lichtquelle von unvorstellbarer Intensität, betonten aber auch, dass es sich in einigen wesentlichen Aspekten von jeder Form von Licht, die wir in der materiellen Welt kennen, unterscheidet. Das Absolute als Licht zu beschreiben, so sehr es in gewissem Sinne angemessen erscheint, übersieht völlig einige seiner wesentlichen Eigenschaften, insbesondere die Tatsache, dass es auch ein immenses und unergründliches Bewusstseinsfeld ist, das mit unendlicher Intelligenz und außerordentlicher Kreativität ausgestattet ist. Ein weiteres Attribut, das regelmäßig erwähnt wird, ist, dass es eindeutig ausgeprägte Persönlichkeitsmerkmale und einen erlesenen Sinn für Humor hat („kosmischer Humor").

Das höchste kosmische Prinzip kann auf zwei verschiedene Weisen erfahren werden. Manchmal lösen sich alle persönlichen Grenzen auf oder werden drastisch ausgelöscht, und wir verschmelzen vollständig mit der göttlichen Quelle, werden eins mit ihr und sind nicht mehr von ihr zu unterscheiden. Andere Male behalten wir das Gefühl der Eigenständigkeit, indem wir die Rolle eines staunenden Beobachters einnehmen, der das *mysterium tremendum* des Seins wie von außen betrachtet. Wir könnten auch eine kindliche Haltung zum Göttlichen einnehmen, indem wir es als Vater oder Mutter erleben. Nach dem Beispiel der heiligen Teresa von Avila, den Bhaktas und den Mystikern, die der persische transzendente Dichter Rumi aus dem 13. Jahrhundert beschreibt, könnten wir auch die Ekstase eines verzückten Liebhabers spüren, der das Göttliche als seine Geliebte erfährt.

Die spirituelle Literatur aller Zeiten wimmelt von Beschreibungen beiderlei Erfahrungen des Göttlichen. Wir können hier als ein gutes historisches Beispiel den Austausch zwischen Sri Ramana Maharshi, dem hinduistischen Weisen und Lehrer der Advaita Vedanta, der nicht-dualen Meditation, und Sri Ramakrishna, einem Bhakta-Verehrer der Göttin Kali, nennen. Sri Ramana Maharshi veranschaulichte die nicht-duale Erfahrung durch die Geschichte einer Zuckerpuppe, die im Meer schwimmen ging, weil sie die Tiefe des Ozeans erleben wollte, und sich vollständig in seinem Wasser auflöste. Sri Ramakrishna konterte: „Ich will Zucker schmecken, nicht Zucker werden!"

Der kosmische Urgrund: Suprakosmische und metakosmische Leere

Die Begegnung mit dem Absoluten Bewusstsein oder die Identifikation mit ihm ist nicht der einzige Weg, um das höchste schöpferische Prinzip des Kosmos oder der Ultimativen Realität zu erfahren. Die zweite Art von Erfahrung, welche die nach ultimativen Antworten Suchenden zufriedenzustellen scheint, ist besonders überraschend, da sie keinen spezifischen Inhalt hat. Es ist die Identifikation mit dem kosmischen Vakuum und dem Nichts, die in der mystischen Literatur als Erfahrung der Leere bezeichnet wird. Es ist wichtig klarzustellen, dass nicht jede Erfahrung innerlichen Leerseins, der wir in holotropen Zuständen begegnen können, als die Leere gilt. Sehr oft wird dieser Begriff verwendet, um einen unangenehmen Mangel an Empfindung, Initiative, Inhalt oder Sinn zu beschreiben. Um dem Begriff

Leere gerecht zu werden, muss dieser Zustand ganz bestimmte Kriterien erfüllen.

Wenn uns diese Leere widerfährt, spüren wir, dass sie die ursprüngliche Abwesenheit kosmischer Maß- und Sinnhaftigkeit ist. Wir werden reines Bewusstsein dieses absoluten Nichts; gleichzeitig jedoch haben wir das merkwürdige, paradoxe Gefühl, dass es eigentlich voll ist. Dieses kosmische Vakuum ist auch ein Plenum, da nichts darin zu fehlen scheint. Zwar enthält es nichts in handgreiflicher Form, doch scheint es alles Seiende in potenzieller Form zu umfassen. Die Leere transzendiert die üblichen Kategorien von Zeit und Raum. Sie ist unveränderlich und liegt jenseits aller Dichotomien und Polaritäten, wie Licht und Dunkelheit, Gut und Böse, Stabilität und Bewegung, Mikrokosmos und Makrokosmos, Agonie und Ekstase, Singularität und Pluralität, Form und Leere, ja sogar Sein und Nicht-Sein.

Manche Menschen nennen sie die Suprakosmische und Metakosmische Leere, was bedeuten soll, dass diese Leere, dieses Nichts, diese Potenzialität das Prinzip zu sein scheint, das der Erfahrungswelt, wie wir sie kennen, zugrunde liegt, sie erschafft und ihr zugleich übergeordnet ist. Dieses metaphysische, alle Potenzialität beinhaltende Vakuum, scheint die Wiege von allem zu sein, was es gibt, der Urgrund, der Ursprung des Seins. Dieser kosmische Urgrund besteht aus der Intelligenz, Kreativität und immensen Energie, die notwendig sind, um Universen zu erschaffen. Die Erschaffung sämtlicher Erscheinungswelten ist damit die Verwirklichung und Konkretisierung seiner präexistenten Möglichkeiten. Es ist unmöglich, in Worte zu fassen, wie empirisch überzeugend und logisch diese paradoxen Antworten auf die grundlegendsten und tiefsten Fragen des Seins sind. Um diese außergewöhnlichen Zustände voll zu verstehen, muss man sie selbst erleben.

Ervin Laszlo, der weltweit führende ungarisch-italienische Systemtheoretiker und Wissenschaftsphilosoph, nannte dieses geheimnisvolle Reich jenseits von Raum und Zeit Akashic Holofield. In einem seiner neuesten Bücher mit dem Titel *What Is Reality: The New Map of Cosmos, Consciousness, and Existence* (Was ist Realität: Die neue Landkarte des Kosmos, des Bewusstseins und der Existenz) bringt Laszlo eine Fülle von wissenschaftlichen Feldern, Philosophie und Metaphysik zusammen und schlägt ein brillantes neues Paradigma vor (Laszlo 2016). Laszlos Konnektivitätshypothese bietet Lösungen für viele Paradoxone, die verschiedenen Disziplinen der modernen westlichen Wissenschaften zu schaffen machen und eine Brücke zwischen Wissenschaft und Spiritualität schlagen (Laszlo 2003).

Das innere Jenseits

Im systematischen spirituellen Üben mit Hilfe holotroper Bewusstseinszustände können wir immer wieder die gewöhnlichen Grenzen des Körper-Ichs transzendieren. In diesem Prozess entdecken wir auch, dass jegliche Grenzen im materiellen Universum und in anderen Realitäten letztlich willkürlich und überwindbar sind. Indem wir die Beschränkungen der Rationalität und die Zwangsjacke des gesunden Menschenverstandes und der Alltagslogik überwinden, können wir viele trennende Barrieren durchbrechen, unser Bewusstsein auf normalerweise unvorstellbare Dimensionen erweitern und schließlich die Vereinigung und Identität mit dem transzendenten Ursprung alles Seienden erleben, wie aus der spirituellen Literatur unter vielen verschiedenen Namen bekannt ist.

Wenn wir zur erlebten Identifikation mit dem Absoluten gelangen, wird uns klar, dass unser eigenes Sein letztlich deckungsgleich mit dem gesamten kosmischen Schöpfungsnetz, mit dem ganzen Sein ist. Die Anerkennung unserer eigenen Göttlichkeit, unserer Identität mit dem kosmischen Ursprung, ist die wichtigste Entdeckung, die wir während der tiefen Selbsterforschung machen können. Dies ist der Kern der berühmten Antwort auf die Frage nach unserer wahren Identität, die wir im altindischen Chandogya Upanishad gefunden haben: „Tat tvam asi". Wörtlich übersetzt heißt dieser Satz: „Du bist das" und bedeutet „Du bist göttlichen Wesens" oder „Du bist Gottheit". Er macht deutlich, dass unsere alltägliche Identifikation mit dem „hautumschlossenen Ich", dem verkörperten individuellen Bewusstsein oder „Name und Form" (*namarupa*) eine Illusion ist und dass unser wahres Wesen in der kosmischen Schöpfungsenergie (*Atman-Brahman*) besteht.

Worte für das Unaussprechliche

Das höchste kosmische Prinzip ist in holotropen Bewusstseinszuständen unmittelbar erfahrbar, entzieht sich aber jeglichen Versuchen einer adäquaten Beschreibung oder Erklärung. Die Sprache, mit der wir über Dinge des täglichen Lebens kommunizieren, ist für diese Aufgabe einfach nicht ausreichend. Individuen, die diese Erfahrung gemacht haben, scheinen sich darin einig zu sein, dass es unaussprechlich ist. Worte und Struktur unserer Sprache sind furchtbar ungeeignete Werkzeuge, um ihre Natur und ihre Dimensionen zu beschreiben, besonders für diejenigen, die sie noch nicht erlebt haben. Laozi, der legendäre chinesische taoistische Philosoph, brachte es in seinem klassischen Text Tao-Te-Ching sehr prägnant zum Ausdruck: „Ein Dao – kann es als Dao bestimmt werden, ist es kein stetiges Dao. / Ein Name – kann er als Name bestimmt werden, ist er kein stetiger Name."

Jeder Versuch, transzendente Erfahrungen zu beschreiben, muss sich auf Worte der Umgangssprache stützen, die entwickelt wurden, um sich über Gegenstände und Aktivitäten auszutauschen, wie sie im normalen Bewusstseinszustand unseres täglichen Lebens erfahren werden. Aus diesem Grund erweist sich Sprache als unzulänglich und untauglich, wenn wir von den Erfahrungen und Einsichten, die uns in verschiedenen holotropen Bewusstseinszuständen zuteil werden, berichten wollen. Dies gilt besonders dann, wenn unsere Erfahrungen die letzten Probleme des Seins, wie die

Leere, das Absolute Bewusstsein und die Schöpfung zum Gegenstand haben.

Diejenigen, die mit östlichen spirituellen Philosophien vertraut sind, greifen häufig auf Wörter aus verschiedenen asiatischen Sprachen zurück, wenn sie ihre spirituellen Erfahrungen und Erkenntnisse beschreiben. Sie verwenden Sanskrit, tibetische, chinesische oder japanische Begriffe. Diese Sprachen entstanden in Kulturen mit einem großen Feingefühl für holotrope Zustände und spirituelle Erfahrungen. Anders als die westlichen Sprachen enthalten sie viele Fachbegriffe eigens für spezifische Nuancen der mystischen Erfahrungen und verwandter Themen, wie z.B. *nirvikalpa und samikalpa samadhi, sunyata, kensho, satori, Tao, nirvana, Kundalini, chi* oder *ki energy, bardo, anatta, samsara, maya* und *avidya*. Letzten Endes sind auch diese Wörter nur von denjenigen zu verstehen, die über entsprechende Erfahrungen verfügen.

Die Dichtung scheint, obwohl sie immer noch ein sehr unvollkommenes Werkzeug ist, doch angemessener und tauglicher zu sein, um das Wesen spiritueller Erfahrungen zu vermitteln und sich über transzendente Wirklichkeiten auszutauschen. Aus diesem Grund bedienten sich viele der großen Visionäre und Religionslehrer der Dichtung, wenn sie ihre metaphysischen Einsichten teilten. Viele Menschen, die transzendente Zustände erlebt haben, rufen relevante Passagen aus dem Werk visionärer Dichter auf und zitierten sie, wie die von Omar Khayyam, Rumi, Kahlil Gibran,

Kabir, Prinzessin Mira Bai, Sri Aurobindo, William Blake, D. H. Lawrence, Rainer Maria Rilke, Walt Whitman oder William Butler Yeats.

Der Schöpfungsprozess

Menschen, die in ihren holotropen Bewusstseinszuständen das kosmische Schöpfungsprinzip erfahren, malen sich oft den Schöpfungsprozess aus und sind von seiner immensen Größe und seinem großartigen Entwurf fasziniert. Sie versuchen, das Wesen des Impulses, der das Göttliche dazu bewegt, seinen ursprünglichen Zustand aufzugeben und die gewaltige Aufgabe der Erschaffung einer scheinbar unendlichen Anzahl von Erfahrungswelten zu übernehmen, zu verstehen. Sie scheinen darin übereinzustimmen, dass diese Welten durch die Orchestrierung von Erfahrungen entstehen und dass sie eher virtuell als materiell sind. Die Einsichten darüber, weshalb die Schöpfung geschieht und was die „Motivation" des Göttlichen zur Hervorbringung unzähliger Erfahrungsrealitäten in sich selbst und aus sich selbst heraus ist, wiesen jedoch einige interessante Widersprüche auf.

Eine wichtige Kategorie dieser Einsichten hebt den fantastischen inneren Reichtum und die unvorstellbaren kreativen Fähigkeiten des Absoluten Bewusstseins hervor. Der kosmische Ursprung ist so unermesslich und fließt derart an Möglichkeiten über, dass er sich einfach im schöpferischen Akt Ausdruck verleihen muss. Eine weitere Gruppe von Einsichten zeigte, dass das Absolute Bewusstsein mit dem Prozess der Schöpfung auch auf der Suche ist nach etwas, das ihm in seinem ursprünglichen, unberührten Zustand fehlt. Aus einer gewöhnlichen Perspektive betrachtet, scheinen sich diese beiden Erkenntniskategorien zu widersprechen. In holotropen Zuständen löst sich dieser Konflikt auf, und die beiden scheinbaren Gegensätze können leicht nebeneinander existieren und sich sogar ergänzen.

Ein Biologe, der an unserem Trainingsprogramm teilnahm und über den in seiner LSD-Sitzung erlebten Schöpfungsimpuls des Göttlichen nachdachte, entdeckte eine entfernte Ähnlichkeit zwischen diesem Prozess und seinen Beobachtungen bei der Befruchtung von Eiern. Das enorme kreative Potenzial der befruchteten Eizelle lag zunächst brach. Dann wurde die scheinbare Trägheit des Protoplasmas plötzlich durch einen Wellen erzeugenden Impuls, der die Zellteilung des embryonalen Wachstums einleitete, unterbrochen. Ein anderer meiner Klienten verglich den zur kosmischen Schöpfung führenden Prozess mit dem Geisteszustand eines Künstlers, der im Zustand der Inspiration ein großes Kunstwerk konzipiert, das schließlich ein Eigenleben annimmt.

Andere Beschreibungen hoben das ungeheure Begehren des Göttlichen, sich selbst zu erkennen und sein verborgenes Potential zu entdecken, zu erforschen und zu erfahren, hervor. Und das kann nur durch die Entäußerung und die Manifestation aller latenten Möglichkeiten in Form eines konkreten Schöpfungsaktes geschehen. Es erfordert die Polarisierung in Subjekt und Objekt, den Erlebenden und das Erlebte, den Beobachter und den Beobachteten. Eine ähnliche Idee findet sich in mittelalterlichen kabbalistischen Schriften, denen zufolge Gottes Motiv für die Schöpfung sich dergestalt erklärt, dass „Gesicht Gesicht zu sehen wünscht" oder dass „Gott Gott zu schauen wünscht".

Weitere wichtige Dimensionen des Schöpfungsprozesses, die häufig hervorgehoben wurden, sind die Verspieltheit, die Selbstverliebtheit und der kosmische Humor des Schöpfers. Diese Elemente finden sich am besten in altindischen Schriften, die das Universum und das Sein als *Lila* oder göttliches Spiel bezeichnen. Nach dieser Auffassung ist die Schöpfung ein kompliziertes, unendlich komplexes kosmisches Spiel, das die Gottheit Brahman aus sich selbst heraus und in sich selbst erschafft.

Die Schöpfung lässt sich auch als gigantisches Experiment betrachten, das die immense Neugierde des Absoluten Bewusstseins ausdrückt, eine Leidenschaft analog zur Begeisterung eines Wissenschaftlers, der sein Leben dem Studium und der Forschung widmet. Einige Menschen, die Einblicke in die „Motive" der Schöpfung erhalten haben, stellen auch ihre ästhetische Seite heraus. Aus dieser Perspektive scheinen das Universum, in dem wir leben, und alle Erfahrungswirklichkeiten in anderen Dimensionen ebenfalls höchste Kunstwerke zu sein, und der Impuls, sie zu erschaffen, lässt sich mit der Inspiration und der schöpferischen Begeisterung eines Meisterkünstlers vergleichen.

Wie schon gesagt, spiegeln die Erkenntnisse über die der Schöpfung zugrundeliegenden Kräfte manchmal nicht die überfließende Fülle, den Reichtum und die Beherrschung des kosmischen Schöpfungsprinzips wider, sondern eher die Abwesenheit oder das Fehlen von etwas Wichtigem, Mangel, Bedürfnis oder Bedürftigkeit. Beispielsweise kann man die Entdeckung machen, dass das Absolute Bewusstsein trotz der Unermesslichkeit und Vollkommenheit seines Seinszustandes erkennt, dass es allein ist. Diese Einsamkeit findet ihren Ausdruck in einer Art göttlichen Sehnsucht, einem abgrundtiefen Verlangen nach Partnerschaft, nach Mitteilung und Austausch, nach Liebe und danach, geliebt zu werden.

Eine weitere wichtige Triebkraft hinter dem Schöpfungsprozess, über die ab und zu in dieser Kategorie berichtet wurde, ist das Urverlangen des göttlichen Ursprungs nach Erfahrungen, die für die materielle Welt charakteristisch sind. Diesen Einsichten zufolge hat der Geist den tiefen Wunsch zu erfahren, was zu seinem eigenen Wesen im Gegensatz und Widerspruch steht. Er möchte alle Eigenschaften ergründen, die er in seinem Reinzustand nicht erlebt, und alles werden, was er nicht ist. Da er ewig, unendlich, unbegrenzt und ätherisch ist, sehnt er sich nach dem Flüchtigen, Unbeständigen, Vergänglichen, von Zeit und Raum Begrenzten, Festen, Greifbaren und Körperlichen. Dieser Aspekt des Schöpfungsprozesses ist wunderbar dargestellt im aztekischen (Nahuatl) Codex Borgia, einem Gemälde, das einen dynamischen, spannungsreichen Tanz zweier Gestalten zeigt: Quetzalcoatl (Gefiederte Schlange) als Symbol des Geistes und Tezcatlipoca (Rauchender Spiegel) als Vertreter der Materie.

Ein weiteres wichtiges „Motiv" der Schöpfung, das gelegentlich erwähnt wird, ist das Element der Monotonie. So gewaltig und großartig die Erfahrung des Göttlichen aus menschlicher Sicht auch erscheinen mag, für das Göttliche ist sie immer dasselbe und in dem Sinne monoton. Die Schöpfung kann als eine titanische Anstrengung gesehen werden, in der sich ein transzendentes Sehnen nach Veränderung, Handlung, Bewegung, Dramatik und Überraschung ausdrückt. In mittelalterlichen kabbalistischen Schriften können wir lesen, dass eines von Gottes Motiven für die Schöpfung die göttliche Langeweile ist.

All diejenigen, die das Glück hatten, tiefe Einblicke in das kosmische Labor der Schöpfung zu bekommen, scheinen darin übereinzustimmen, dass alles, was sich über diese Wirklichkeitsebene sagen lässt, unmöglich dem gerecht werden kann, was sie erblicken durften. Der gewaltige Impuls von unvorstellbaren Ausmaßen, der für die Erschaffung der Erscheinungswelten verantwortlich ist, scheint alle oben genannten Elemente zu enthalten, wie widersprüchlich und paradox sie unserem alltäglichen Empfinden und unserem Meinen auch erscheinen mögen, und noch viele mehr. Es ist deutlich, dass trotz all unserer Bemühungen, die Schöpfung zu begreifen und zu beschreiben, das schöpferische Prinzip und der Schöpfungsprozess in ein unergründliches Geheimnis gehüllt bleiben.

Es sollte auch erwähnt werden, dass die von uns verwendete Sprache ein besonderes Problem darstellt, wenn wir versuchen, unsere Erlebnisse in transzendentalen Bereichen in Worte zu fassen. Das Beste, was wir tun können, ist der Versuch, einige bescheidene Parallelen und Annäherungen in Gefühlen, die wir aus unserem täglichen Leben kennen, zu finden. Eine nützliche, von psychiatrischen Patienten zur Beschreibung ihrer transpersonalen Erfahrungen entwickelte Praxis besteht in der Großschreibung der Anfangsbuchstaben der dafür gewählten Wörter, um die Banalität ihrer alltäglichen Bedeutung abzuschütteln und die kosmische Größe der durch sie beschriebenen Gefühle und Zustände auszudrücken. Ich habe diese Praxis in diesem Abschnitt übernommen, wenn ich mich auf Göttliche Einsamkeit, Liebe, Sehnsucht, Verlangen oder Langeweile beziehe.

Neben den Erkenntnissen über die Motive oder Gründe der Schöpfung (das „Warum" der Schöpfung) bringen die Erfahrungen in holotropen Zuständen oft aufschlussreiche Einblicke in die spezifischen Dynamiken und Mechanismen des Schöpfungsprozesses (das „Wie" der Schöpfung). Diese hängen mit der „Bewusstseinstechnik" zusammen, die Erfahrungen mit unterschiedlichen Sinneseindrücken erzeugt und virtuelle Realitäten erschafft, indem sie diese sinnlichen Komponenten systematisch und kohärent orchestriert. Obwohl die Beschreibungen dieser Einsichten in manchen Einzelheiten, der Ausdrucksweise und den zur Veranschaulichung gebrauchten Metaphern voneinander abweichen, unterscheiden sie in der Regel zwei zusammenhängende und sich gegenseitig ergänzende Prozesse, die an der Erschaffung der Erscheinungswelten beteiligt sind.

Der erste ist die Aktivität, die die ursprüngliche, undifferenzierte Einheit des Absoluten Bewusstseins in eine zunehmende Zahl abgeleiteter Bewusstseinseinheiten aufspaltet. Der Universale Geist betätigt sich in einem schöpferischen Spiel, das komplizierte Sequenzen von Teilungen, Fragmentierungen und Differenzierungen beinhaltet. Daraus entstehen schließlich Erfahrungswelten mit zahllosen eigenständigen Wesen, die mit bestimmten Bewusstseinsformen ausgestattet sind und eine selektive Selbstwahrnehmung und Autonomie besitzen. Es besteht offenbar allgemeine Übereinstimmung, dass diese durch vielfache Teilungen und Unterteilungen des anfangs ungeteilten Feldes des Kosmischen Bewusstseins entstehen. Das Göttliche schöpft somit nicht außerhalb seiner selbst, sondern durch Transformation im Feld seines eigenen Seins.

Das zweite wichtige Element im Prozess der Schöpfung ist eine einzigartige Form der Teilung, Dissoziation oder des Vergessens, wodurch die kindlichen Bewusstseinseinheiten zunehmend den Kontakt zu ihrem Usprung und das Wissen um ihre Urnatur verlieren. Sie entwickeln zudem ein Gefühl individueller Identität und absoluter Getrenntheit voneinander. In den Endphasen dieses Prozesses existieren immaterielle, aber relativ undurchlässige Trennwände zwischen diesen abgespaltenen Einheiten wie auch zwischen jeder von ihnen und dem ursprünglichen, undifferenzierten Ganzen des Absoluten Bewusstseins.

Das Verhältnis zwischen dem Absoluten Bewusstsein und seinen Teilen ist einzigartig und komplex und mit dem normalen Denken und der gewöhnlichen Logik nicht zu begreifen. Die aristotelische Logik und unser Alltagsverstand sagen uns, dass ein Teil nicht zugleich das Ganze sein könne und dass das Ganze als Gesamtheit seiner Teile größer als jede seiner Komponenten sein müsse. Im universalen Gefüge bleiben eigenständige Bewusstseinseinheiten ihrer Individualität und ihren konkreten Unterschieden zum Trotz auf einer anderen Ebene mit ihrem Ursprung und miteinander im Wesentlichen identisch. Sie haben die paradoxe Eigenschaft, gleichzeitig ein Ganzes und Teile zu sein.

Ein Zitat von der geheimnisvollen Smaragdtafel (*Tabula Smaragdina*) des Hermes Trismegistos: „Was oben ist, ist von dem, was unten ist, und was unten ist, ist von dem, was oben ist, und wirkt die Wunder des Einen", wurde zur Inspiration vieler esoterischer Schulen, einschließlich des Hermetismus, der Alchemie, Astrologie, Kabbalah und Tantra. Ihr Grundprinzip ist, dass jeder Mensch ein Mikrokosmos ist, der den Makrokosmos enthält: „Wie oben, so unten" und „Wie außen, so innen".

Ein schönes Beispiel für die Beziehung zwischen der Buddha-Natur und allen Schöpfungen findet sich in den Lehren des Avatamsaka- (Hwa Yen) Buddhismus über die wechselseitige Durchdringung. Die Grundidee kommt in vier Sätzen sehr prägnant zum Ausdruck: „Eines in Einem", „Eines in Vielen", „Viele in Vielen" und „Viele in Einem". Das berühmte Bild, das diese Situation illustriert, ist die Halskette im Himmel des Indra, in der die Perlen so angeordnet sind, dass eine jede von ihnen alle anderen reflektiert. Eine ausführlichere und anschaulichere Erklärung findet sich in Form einer Geschichte:

Die chinesische Kaiserin Wu hatte Schwierigkeiten, die komplexen Lehren des Hwa-Yen-Buddhismus zu verstehen und bat Zen-Meister Fatsang um Erklärung. Fatsang nahm sie mit in eine Halle, in der alle Wände, die Decke und der Boden mit Spiegeln bedeckt waren. Dann zündete er eine Kerze an, die in der Mitte des Raumes hing. Im nächsten Moment waren sie von einer unendlichen Anzahl von Kerzen umgeben. Fatsang kommentierte: „So ist das Eine in allen Schöpfungen enthalten".
Dann griff er in seine Tasche und nahm eine Kristallkugel heraus. All diese Kerzen wurden nun in einem einzigen Kristall reflektiert. „Und so sind viele in dem Einen enthalten. Seht, wie in der Letzten Wirklichkeit das unendlich Kleine das unendlich Große enthält, und das unendlich Große das unendlich Kleine, ohne Behinderung!" Dann entschuldigte er sich für die Verwendung eines einfachen statischen Modells, um die Vorgänge in einem unendlich großen und komplexen dynamischen System zu erklären.
Die grundlegende Lehre der esoterischen Schulen über die Beziehung zwischen Mikrokosmos und Makrokosmos, die

in der Vergangenheit absurd und unverständlich erschien, erhielt durch die Erfindung der optischen Holographie eine unerwartete wissenschaftliche Unterstützung.

Die Erkenntnisse aus der Erforschung holotroper Bewusstseinszustände stellen die Existenz als erstaunliches Spiel des kosmischen Schöpfungsprinzips dar, das Zeit, Raum, lineare Kausalität und Polaritäten jeglicher Art transzendiert. Aus dieser Sichtweise wirken die Erscheinungswelten, einschließlich der materiellen Welt, wie „virtuelle Realitäten", die durch die Technologie des Bewusstseins erzeugt werden – durch eine unendlich komplexe Inszenierung von Erfahrungen. Sie existieren auf vielen verschiedenen Realitätsebenen, vom undifferenzierten Absoluten Bewusstsein über reichhaltige Pantheons archetypischer Wesen bis hin zu unzähligen Menschen, Tieren und Pflanzen, die in der Welt der Materie existieren.

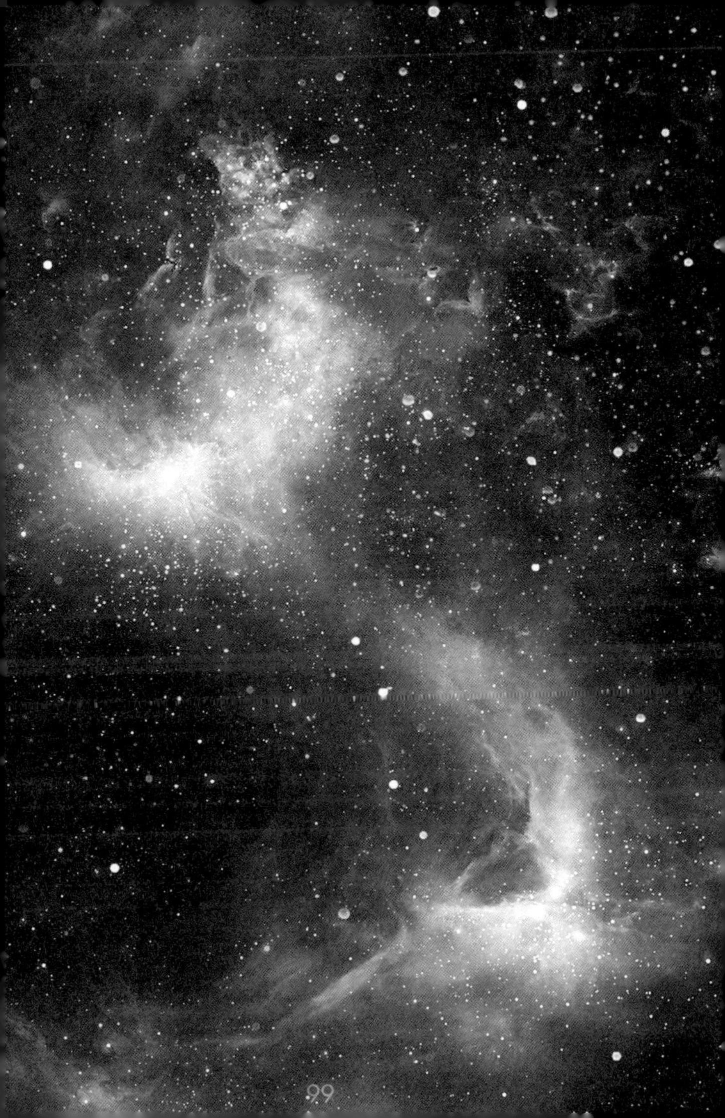

Quellen und Literaturhinweise

Abramson, H.A. und Evans, L.T. 1954. LSD-25: II. Psychobiological Effects on the Siamese Fighting Fish. Science 120: 990-991.

Abramson, H.A., Weiss,B. und Baron, M.O. 1958. Comparison of Effect of Lysergic Acid Diethylamide with Potassium Cyanide and Other Respiratory Inhibitors on the Siamese Fighting Fish." Nature. 181: 1136-1137.

Allegro, J. 1970. The Sacred Mushroom and the Cross: A Study of the Nature and Origin of Christianity within the Fertility Cults of the Ancient Near East. New York: Doubleday.

Barrow, J. D. und Tipler, F. J. 1986. The Anthropic Cosmological Principle. Oxford: Clarendon Press.

Beringer, K. 1927. Der Meskalinrausch. Berlin: Springer Verlag.

Byrd, R. 2007. Alone in the Antarctic. Boston, MA: Sterling Point Books.

Campbell, J. 1968. The Hero with A Thousand Faces. Princeton, NJ: Princeton University Press.

Campbell, J. 1984. The Way of the Animal Powers: The Historical Atlas of World Mythology.

Cicero, M.T. 1977. De Legibus Libri Tres. New York: Georg Olms Publishers.

Cohen, M. et al. 1968. The Effect of LSD-25 on the Chromosomes of Chldren Exposed in Utero. Pediat.Res. 2; 486-492.

Cohen, S. 1960. Lysergic Acid Diethylamide: Side Effects and Complications. J. Nervous and Mental Diseases. 130: 30-40.

Crowley, M. 2010. Secret Drugs of Buddhism: Psychedelic Sacraments and the Origins of the Vajrayana. United Kingdom: Psychedelic Press.

Dabrowski, K. 1964. Positive Desintegration. Boston, MA: Little Brown

Dement, W. 1960. Effect of Dream Deprivation. Washington, DC: American Association for Advancement of Science.

Gennep, A. van 1960. The Rites of Passage. Chicago, IL: The University of Chicago Press.

Goswami, A.1995. The Self-Aware Universe: How Consciousness Creates the Material World. Los Angeles, CA: J.P. Tarcher.

Green, E. E. und Green, A.M. 1978. Beyond Biofeedback. New York: Delacorte Press.

Griffith, R. Richards, W. McCann und Jesse, R. 2006. Psilocybine Can Occasion Mystical-Type Experience Having Substantial and Sustained Personal Meaning and Spiritual Meaning. Psychopharmacology Volume 187, Issue 3, pp 268–283

Grof, S. 2006. When the Impossible Happens: Adventures in Non-Ordinary Realities. Sounds True, Louisville, CO.

Grof, S. 1958. 1959. Serotonin and Its Significance for Psychiatry. Čsl. Psychiat. 55:120.

Grof, S. und Dytrych, Z. 1965. Blocking of LSD Reaction by Premedication with Niamid. Activ. nerv. super. 7: 306.

Grof, S. 1972. LSD and the Cosmic Game: Outline of Psychedelic Cosmology and Ontology. Journal for the Study of Consciousness 5:165.

Grof, S. 1975. Realms of the Human Unconscious. New York: Viking Press.

Grof, S. 2017. LSD-Psychotherapie. Stuttgart: Klett-Cotta (4. Auflage)

Grof, S. 1985. Beyond the Brain: Birth, Death, and Transcendence in Psychotherapy. Albany, N.Y: State University New York Press.

Grof, S. und Grof, C. (Hg.) 1989. Spiritual Emergency: When Personal Transformation Becomes a Crisis. Los Angeles, CA: J. P. Tarcher.

Grof, C. und Grof, S.1990. The Stormy Search for the Self: A Guide to Personal Growth through Transformational Crisis. Los Angeles, CA: J. P. Tarcher.

Grof, S. (mit Bennett, H. Z.) 1992. The Holotropic Mind. San Francisco, CA.: Harper Publications.

Grof, S. 1994. Books of the Dead: Manuals for Living and Dying. London: Thames and Hudson.

Grof, S. 2007. Kosmos und Psyche. Frankfurt/M.: Fischer Verlag

Grof, S. 2000. Psychology of the Future: Lessons from Modern Consciousness Research. Albany, N.Y: State University of New York (SUNY) Press.

Grof, S. 2006. The Ultimate Journey: Consciousness and the Mystery of Death. Santa Cruz, CA: MAPS Publications.

Grof, S. 2015. Modern Consciousness Research and the Understanding of Art. Santa Cruz, CA: MAPS Publications.

Hoffer, A., Osmond, H. und Smythies, J. 1954. Schizophrenia: A New Approach. II. Results of A Year's Research. J. nerv.ment. Dis. 100:29.

Hoffer, A. und Osmond, H. 1999. The Adrenochrome Hypothesis and Psychiatry. The Journal of Orthomolecular Medicine Vol. 14.

Hofmann, A. 2017. LSD - mein Sorgenkind. Stuttgart: Klett-Cotta (7. Auflage)

Jamison, S.W. und Brererton, J.P. 2014. Rig Veda Translation. Oxford: Oxford University Press.

LaBerge, S. 1985. Lucid Dreaming. Los Angeles, CA: J.P. Tarcher

Lash Lamb J. 2008. The Discovery of a Lifetime. www.metahistory.org/psychonautics/Eadwine/Discovery.php

Laszlo, E. 1993. The Creative Cosmos. Edinburgh: Floris Books.

Laszlo, E. 1995. The Interconnected Universe: Conceptual Foundations of Transdisciplinary Unified Theory. Singapore: World Scientific Publishing Company.

Laszlo, E. 2003. The Connectivity Hypothesis: Foundations of An Integral Science of Quantum, Cosmos, Life, and Consciousness. Albany, NY: State University of New York (SUNY) Press.

Laszlo, E. 2010. Der Akasha-Code - Wie das kosmische Bewusstseinsfeld uns beeinflusst. Petersberg: Via Nova Verlag

Laszlo, E. 2016. What is Reality?: The New Map of Cosmos, Consciousness, and Existence. A New Paradigm Book.

Lilly, J. 1988. Das tiefe Selbst. Basel: Sphinx Verlag

Masters, R. E. L., und Houston, J. 1969. Psychedelische Kunst. München: Droemer/Knaur

Mechoulam R. 1970. Marihuana chemistry. Science 168: 1159–66.

Meckel Fischer, F. 2016. Therapie mit Substanz. Solothurn: Nachtschatten Verlag

Merkur, D. 2000. The Mystery of Manna: The Psychedelic Sacrament of the Bible. Rochester, Vermont: Park Street Press.

Metzner, R. 2015. Die Kröte und der Jaguar. Solothurn: Nachtschatten Verlag

Mithoefer, M. et al. 2014. Durability of Improvement in Posttraumatic Stress Sisorder Symptoms and Absence of Harmful Effects or Drug Dependency After 3,4-Methylenedioxy-Methamphetamine-Assisted Psychotherapy: A Prospective Longterm Follow-Up Study. Journal of Psychopharmacology 27:28.

Naranjo, C. 1987. Die Reise zum Ich - Psychotherapie mit heilenden Drogen. Frankfurt/M.: Fischer

Pahnke, W. N. 1963. "Drugs and Mysticism: An Analysis of the Relationship Between Psychedelic Drugs and the Mystical Consciousness." Ph. D. Dissertation, Harvard University.

Pollan, M. 2015. The Trip Treatment. The New Yorker, February 9 issue.

Schele, L. und Miller, M.E. 1986. The Blood of Kings 2006. New York: George Brazille

Sheldrake, R. 1981. New Science of Life: The Hypothesis of Formative Causation. Los Angeles, CA: J.P.Tarcher.

Shroder, T. 2014. Acid Test: LSD, Ecstasy, and the Power to Heal. New York: Blue Rider Press/Penguin Group.

Shulgin, A. und Shulgin, A. 1991. PIHKAL: A Chemical Love Story. Berkeley, CA: Transform Press.

Shulgin, A. und Shulgin, A., 1997. TIHKAL: A Chemical Love Story. Berkeley, CA: Transform Press.

Stolaroff, M. 1997. The Secret Chief. Santa Cruz, CA: MAPS Publications.

Stoll, W. A. 1947. LSD-25, ein Phantastikum aus der Mutterkorngruppe. Schweiz.Arch. Neurol. Psychiat. 60:279.

Teilhard de Chardin, P. 1975. The Human Phenomenon. New York: Harper and Row.

Ulansey, D. 1989. Origins of the Mithraic Mysteries: Cosmology and Salvation in the Ancient World. Oxford: Oxford University Press.

Vojtěchovský, M. und Grof, S. 1960. Similarities and Differences Between Experimental Psychoses After LSD and Mescaline. Čsl. Psychiat. 56: 221.

Wasson, G., Hofmann, A. und Ruck, C. A. P. 1984. Der Weg nach Eleusis. Frankfurt/M.: Insel Verlag

Wasson, R. G. 1982. The Last Meal of the Buddha. Journal of the American Oriental Society, Vol. 102, No. 4.

Watts, A. 1987. Die Illusion des Ich. München: Goldmann Verlag

Weil, A. 2000. Drogen und höheres Bewusstsein. Aarau: AT Verlag (weitere Ausgabe 1974: Das erweiterte Bewußtsein. Stuttgart: Deutsche Verlags-Anstalt)

Woolley, D.W. und Shaw, E. 1954. A Biochemical and Pharmacological Suggestion about Certain Mental Disorders. Proceedings of the National Academy of Sciences 40, 228–231.

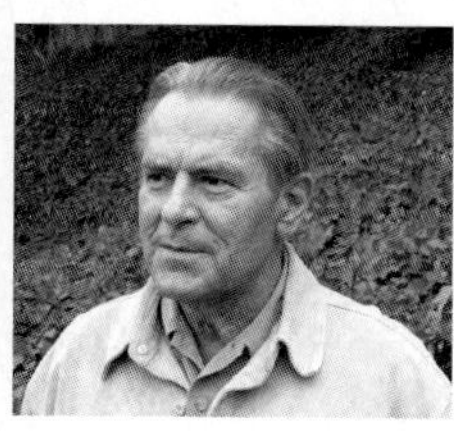

Über den Autor

Stanislav Grof, M.D., ist Psychiater und lehrte am California Institute of Integral Studies.

Schon zu Beginn seiner Karriere, im Rahmen seiner Arbeit am psychiatrischen Forschungszentrum in Prag, erforschte er die Wirkung psychedelischer Drogen wie LSD bei Patienten und an sich selbst. Von 1973 bis 1987 unterrichtete und forschte er am Esalen-Institut in Big Sur in Kalifornien.
Hier entwickelte er, nachdem die Einnahme von LSD selbst zu Forschungszwecken in vielen Ländern verboten worden war, zusammen mit seiner Frau Christina (1941-2014) die Technik des Holotropen Atmens. Er ist Mitbegründer der International Transpersonal Association sowie Autor und Herausgeber zahlreicher Bücher.

www.stanislavgrof.com

Der Weg des Psychonauten
Enzyklopädie für Reisen in innere Welten

Stanislav Grofs großes Handbuch für die psychonautische Praxis, eine Enzyklopädie für die Vielfalt psychedelischer Erfahrungen, verdichtet das Wissen des Autors, eines erfahrenen Psychiaters, Psychotherapeuten, Psychonauten und Erfolgsautors, der seit Jahrzehnten professionell die Zustände erweiterten, veränderten, sprich holotropen Bewusstseins erforscht.

Der Weg des Psychonauten ist ein wertvolles Nachschlagwerk für alle Psychonauten, ob Privatforscher oder akademischer Wissenschaftler, das vollständig auf den Erkenntnissen der gelebten psychedelischen Praxis basiert. Stanislav Grof schlüsselt die Geschichte der Psychonautik, die Genese der psychedelischen Revolution und medizinischen Erforschung bewusstseinsverändernder Substanzen sowie deren Potenzial und Verwendung in Psychologie und Psychiatrie auf und gibt dem Leser eine neue Kartografie der Psyche an die Hand.

Das Grundlagenbuch für die Praxis der Psychonautik. Das Werk wird im Frühjahr 2019 erscheinen, ab Herbst 2018 wird das Buch zum Subskriptions-Preis angeboten.

Stanislav Grof & Christina Grof

Holotropes Atmen

Eine neue Methode der Selbsterforschung und Therapie

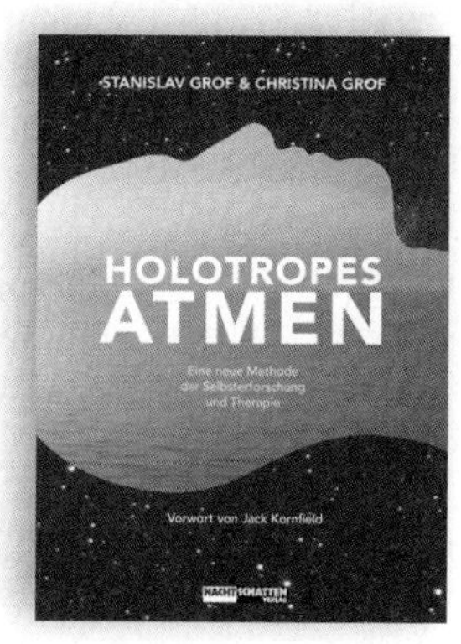

Mit Hilfe einfachster Techniken nutzt die Atemarbeit das Heilungs- und Transformationspotenzial aussergewöhnlicher Bewusstseinszustände und verbindet die Erkenntnisse der modernen Bewusstseinsforschung, der Tiefenpsychologie, der transpersonalen Psychologie und der Anthropologie mit spirituellen Praktiken des Ostens und mystischen Traditionen. Darstellungen aus ihrer langjährigen Praxiserfahrung liefern faszinierende Einblicke in diese Methode und bieten sowohl dem interessierten Leser als auch dem ausgebildeten Therapeuten nützliche Hinweise.

ISBN 978-3-03788-280-1
350 Seiten, 14 x 21 cm, Broschur

Stanislav Grof

Stanislav Grof

Heilung unserer tiefsten Wunden

Der holotrope Paradigmenwechsel

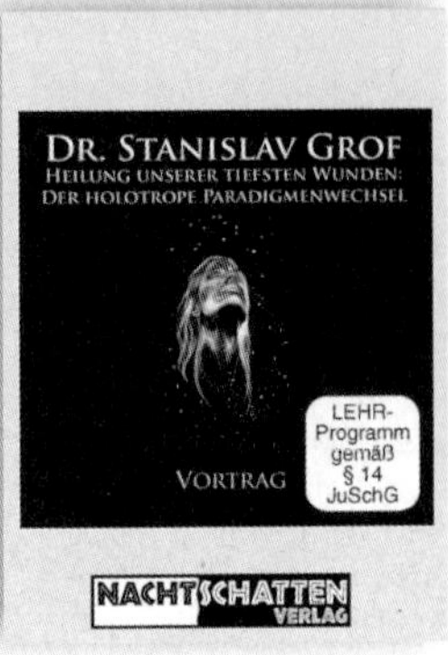

Wenn wir unsere tiefsten persönlichen und kollektiven Wunden heilen wollen, müssen wir über geistige und konzeptuelle Tätigkeit hinaus zu den darunterliegenden Wirklichkeiten von Geburt, Sexualität, Tod und zu den über das Persönliche hinausgehenden Bereichen vordringen. Im Vortrag nimmt Dr. Grof auf diese Themen Bezug. Nach dem Vortrag beantwortet er Fragen aus dem Publikum.

ISBN 978-3-03788-283-2
DVD, Vortrag vom 11.4.2013 (Berlin), 106 min. Spieldauer, deutsch

Stanislav Grof

Revision der Psychologie

Das Erbe eines halben Jahrhunderts Bewusstseinsforschung

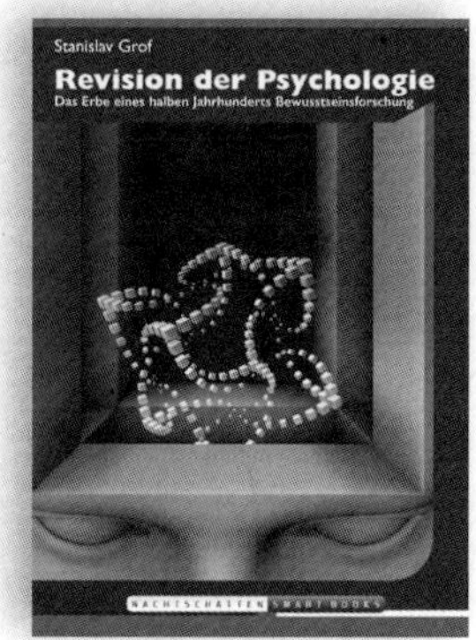

„Aufgrund meiner Beschäftigung mit aussergewöhnlichen Bewusstseinszuständen, die ich „holotrop" nenne und mit denen ich nun schon mehr als fünfzig Jahren arbeite, schlage ich eine grundlegende Revision der Prämissen der modernen Psychiatrie, Psychologie und Psychotherapie vor. Diese betreffen die Natur des Bewusstseins, dessen Beziehung zur Materie, die Dimensionen der menschlichen Psyche, die Struktur der emotionalen und psycho-somatischen Störungen sowie bestimmte Strategien der Psychotherapie. Aus meiner Sicht scheint Spiritualität ein wesentliches Attribut der menschlichen Psyche und der menschlichen Existenz im Allgemeinen zu sein".

Stanislav Grof

ISBN 978-3-03788-359-4
80 Seiten, Format A6, Broschur

Lucy's Rausch – Das Gesellschaftsmagazin für psychoaktive Kultur
www.lucys-magazin.com/abo

Lucy's Rausch erscheint 2x pro und kann abonn werden!

Ein Gesellschaftsmagazin für psychoaktive Kultur und Wissenschaft

Lucy's beleuchtet die interdisziplinäre Thematik rund um sämtliche psychoaktiven Drogen aus verschiedensten Blickwinkeln – in Form von Reportagen, Interviews, Berichten, Features und Bildern. Neue Entwicklungen, Kunst, Musik und Literatur gehören ebenso zum Spektrum, wie Drogenpolitik und Konsumgewohnheiten von damals bis heute.

Nr. 1 ISBN 978-3-03788-401-0, Frühjahr 2015
Nr. 2 ISBN 978-3-03788-402-7, Herbst 2015
Nr. 3 ISBN 978-3-03788-403-4, Frühjahr 2016
Nr. 4 ISBN 978-3-03788-404-1, Herbst 2016
Nr. 5 ISBN 978-3-03788-405-8, Frühjahr 2017
Nr. 6 ISBN 978-3-03788-407-2, Herbst 2017
Nr. 7 ISBN 978-3-03788-475-1, Frühjahr 2018
Nr. 8 ISBN 978-3-03788-408-9, Herbst 2018

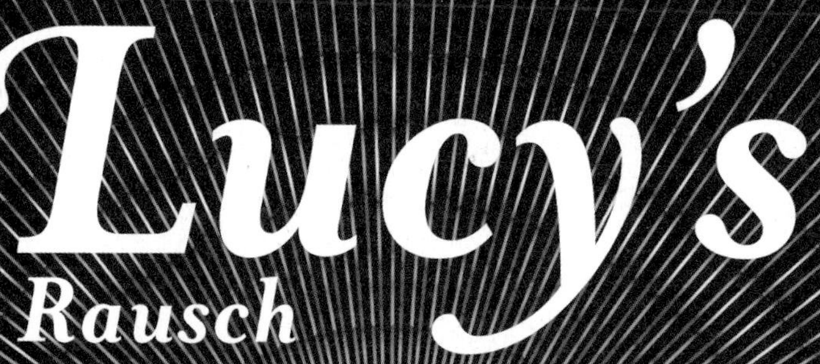
Lucy's
Rausch

Ralph Metzner

Ökologie des Bewusstseins

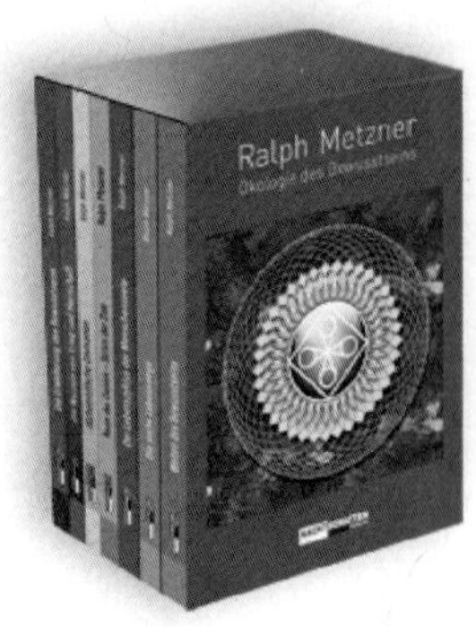

Die Buchreihe „Ökologie des Bewusstseins" stellt die Essenz langjähriger Erforschung des Bewusstseins und der psychedelischen Arbeit von Ralph Metzner dar und wird zusammen mit der Green Earth Foundation herausgegeben. Diese Stiftung ist eine gemeinnützige Organisation für Aufklärung und Forschung, die sich der Heilung und der Harmonisierung der Beziehungen der Menschheit zur Erde widmet, einschliesslich der Erkenntnis der energetischen und spirituellen Vernetzung aller Formen des Lebens in allen Welten.

Der Schuber umfasst diese Bücher: Erweiterung des Bewusstseins | Alchemistische Divination | Wurzeln von Krieg und Herrschaft | Lebenszyklus der Menschenseele | Raum des Geistes | Sechs Lebenswege | Welten des Bewusstseins

ISBN 978-3-03788-339-6

gesamt 941 Seiten, 14 x 21 cm, 7 Bücher im Schuber